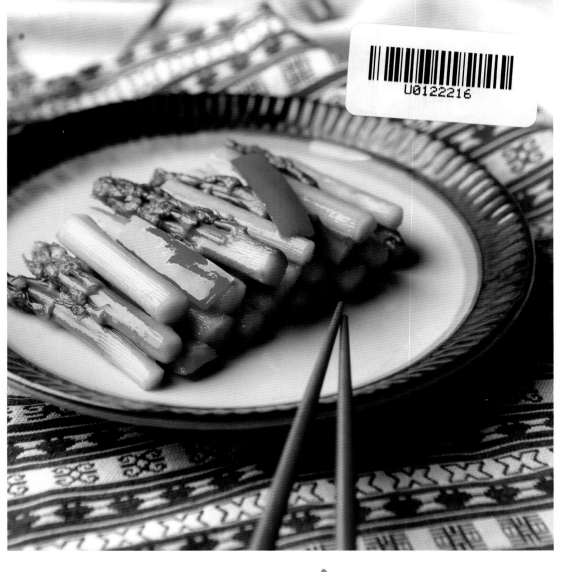

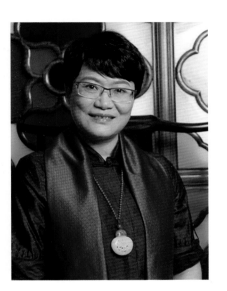

每日一膳
百岁邓铁涛

春生夏长，秋收冬藏

顺应二十四节气饮食养生 吃出健康

国医大师百岁邓铁涛教授题写书名

国医大师禤国维教授作序推荐

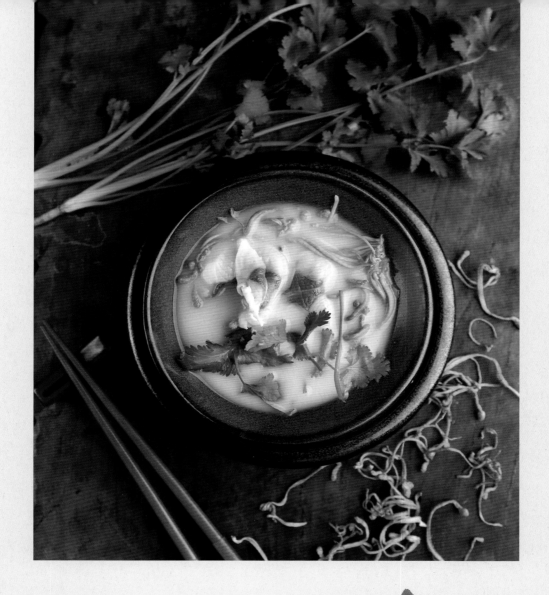

中医食养智慧系列

主编 ◎ 杨志敏

每日一膳

春令节气养生篇

SPM
南方出版传媒
广东科技出版社
·广州·

图书在版编目（CIP）数据

每日一膳：春令节气养生篇 / 杨志敏主编. —广州：
广东科技出版社，2017.7（2023.3重印）
（中医食养智慧系列）
ISBN 978-7-5359-6764-0

Ⅰ. ①每… Ⅱ. ①杨… Ⅲ. ①二十四节气—关系—
养生（中医）②食物养生—食谱 Ⅳ. ①R212②R247.1 ③
TS972.161

中国版本图书馆CIP数据核字(2017)第144420号

每日一膳——春令节气养生篇
Meiriyishan——Chunling Jieqi Yangshengpian

责任编辑：曾永琳
装帧设计：友间文化　谭结莹
责任校对：吴丽霞
设计顾问：容与设计
责任印制：彭海波
出版发行：广东科技出版社
　　　　　（广州市环市东路水荫路11号　邮政编码：510075）
销售热线：020-37607413
http://www.gdstp.com.cn
E-mail: gdkjbw@nfcb.com.cn
设计排版：广州市友间文化传播有限公司
经　　销：广东新华发行集团股份有限公司
印　　刷：广州市彩源印刷有限公司
　　　　　（广州市黄埔区百合三路8号　邮政编码：510700）
规　　格：787mm×1 092mm　1/16　印张8　字数250千
版　　次：2017年7月第1版
　　　　　2023年3月第10次印刷
定　　价：49.80元

如发现因印装质量问题影响阅读，请与承印厂联系调换。

编委会

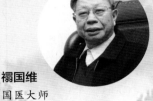

禤国维
国医大师

《汉书·郦食其传》云："王者以民人为天，而民人以食为天。"兴国安邦，以民为本，民之根基，则为食。古往今来，"民食"为治国之要事。古时百姓食之，多为饥饱，今国家昌盛，其果腹之余，更为安康。

《金匮要略》中所言："所食之味，有与病相宜，有与身为害，若得宜则益体，害则成疾。""人""良"二字合而为"食"，"良"吾以为"对"之义也。如《金匮要略》所意，人食之以良，则滋养脏腑，御邪防病，延年益寿；食之非良，则损脏破腑，百病丛生。"食"乃大事也，每日之膳食又岂容忽视？

中医所谓"三因制宜"，便指诊治因时间、地域、体质之别而有所差异。药食同源，膳食之理亦是如此。时有春夏秋冬、昼夜晨昏、阴晴圆缺之分，地有山河湖泊、雨雪雾霜、寒热温凉之别，人有男女长幼、壮弱病孕、高矮胖瘦之异。运药或求膳者，必顺天地之大道，合时、地、人三者也。若本末倒置，恐南辕北辙而生之为害。清代名医叶天士曰："药不在贵，对症则灵；食不在补，适口为珍。"此乃为运药、求膳之三因制宜所述也。

古之膳食珍籍，多为帝王之家所用。今百姓以健康为重，食养之书，可谓多如牛毛，多则易惑，择良书而非易事也。杨志敏教授与我有缘，吾二人既为同仁，亦为师生。时过数十载，志敏之成长，对病患之赤诚，为中医药健康事业之发展而废寝忘食之状，吾仍历历在目。其悬壶近三十载，感羸弱百姓心之所往，察松柏之人食之所向，蕴以中医养生之道，终成此丛书。此丛书字字珠玑，生动美妙，点评之通俗易懂，图片之精美如画，可谓煞费苦心。

今欣闻志敏之作即将出版，实属民之幸事。鄙人愿尽绵薄之力，乐之为序，助其传道授业，教百姓趋利避害，食之有道，以保安康，亦为吾辈医者之所冀也。

禤国维

丁酉年 夏

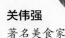

关伟强

著名美食家

中华饮食文化源远流长，博大精深。我们欣喜看到，杨志敏教授长年专注于中医养生饮食的研究，并为我们推出了此丛书。该丛书为中华饮食文化、中医养生文化增添了一道亮丽的风景线，可赏、可食、可养，色香味效俱全，令人惊叹。

岭南是中医的风水宝地，以广东作为代表地域。都说食在广东，广东的饮食文化，是中医养生文化的一个重要组成部分。健康和快乐源于生活，广东人追求饮食，更多是为了享受这种健康和快乐的生活状态。只有懂得岭南饮食文化的特点，了解岭南人的生活方式，才能够煮出岭南美食。

岭南饮食文化中，讲究"不时不食"，强调的就是食材的季节性。食材有春生、夏长、秋收、冬成，选择应季、地道的食材来烹调美食，能够使食材的色、香、味发挥得淋漓尽致。

岭南的美食，精致而典雅。制作一道美食，不是单纯的堆砌，需要了解食材的品性和文化，用心去烹调。比如茶，是端庄儒雅的，需要心平气和，气定神怡，才能沏出一壶好茶。除开食材的选择和搭配外，也要用心去感受饮食人心情的变化，才能煮出一道好膳食。

随着现代人亚健康问题的增多，以及人类对回归大自然的追求，"绿色"的生活风靡世界。杨志敏教授认为大自然每一种食材都有其特性，根据自身情况去选择合适的食材来制作膳食，顺应自然之道，是能够保健养生的。"人体自有大药"，通过药膳可调节人的生理机能，恢复健康，从而达到养生的目的。

本丛书介绍了365种药膳，茶、酒、汤、饭、粥、菜等，形式丰富。每种药膳都有食材、做法和功效等介绍，为众多食客提供了一套应时节的"养生药膳"工具书。本丛书图片精美，质朴自然，菜品与器具、静与动、色与型的和谐统一，与中医养生之"和"道同气相求，既实用又极具观赏价值，相信一定会受到广大读者的欢迎。

杨志敏教授编创此丛书就是要告诉大家，养生不仅是治病，更能通过饮食和调整生活方式去达到。该丛书的成功出版，实现了杨志敏教授多年来致力于发展中医食养文化的愿望，丰富了中华文化的宝库，又是社会对她长年为追求中医养生文化，不断开拓创新精神的一个奖赏。

2017年5月

自序

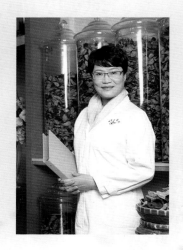

书将付印，落笔为序，不免想起做《每日一膳》的初衷。

最初起源于南方报业传媒集团新闻客户端『南方+』要推出健康专栏，希望能通过互联网渠道传播中医健康知识。什么是大众最关心、最容易接受的？经过激烈讨论，最后将主题定为膳食。在此背后，颇有渊源。

　　我出生于广东南海的一个中医世家，家父是"保愈堂"的第八代传人。虽然父亲诊务繁忙且时常外出应诊，但对于自幼体弱的我，他总想尽各种办法，在物质资源有限的年代，根据季节的转换为我制作各种五味调和、粗细相配的膳食。其既有疗效又能免去吃药之苦，让我收获了健康。

　　在我看来，膳食是富含情感与力量的。这种力量，源于万物在春夏秋冬、四时更迭的过程中所获得的偏性。同样，人体的生命活动离不开春生、夏长、秋收、冬藏的自然规律，而疾病的发生也受四时变化的影响。如肝病好发于春天，脾胃病好发于长夏，心脑血管疾病好发于秋冬季节。通过膳食的偏性纠正人体疾病状态下的偏性，使人体恢复和态，正是中医食养智慧的体现。

　　世界卫生组织提出，慢性疾病形成的因素，60%来自于不良的生活方式，因此健康需要在日常起居饮食中进行维护。如唐代孙思邈指出："夫为医者，当须先洞晓病源，知其所犯，以食治之，食疗不愈，然后命药。"追溯到西周朝代，宫廷设有食医、疾医、疡医、兽医四科，而食医正是掌管帝王的饮食健康，以膳食调养防病治病。

　　"民以食为天"，不管是宫廷还是民间流传着大量的药膳食谱。春回南时夏暑湿，秋风干燥冬不适。人们总能根据四时气候的特点，挑选不同的食材，娴熟运用各种烹饪技巧，烹调出汤、菜、粥、饭、茶或酒等各式膳食，守护一家老幼的健康。特别在岭南地区，药材和食材相结合，形成了独特的药膳文化。

药膳的配搭讲究因地、因时、因人，讲究食材寒热温凉，讲究体质的寒热虚实。通过"以偏救偏，虚则补之，实则泻之，热者寒之，寒者温之"的法则，以四气五味调和人与自然，使人体脏腑功能保持协调，维持和谐的健康状态。我们从"药食同源"的思想出发，运用各种烹饪技法，让药物的功效与食物的美味结为一体。保证药膳在具有美食的色、香、味、形的同时，还能发挥养生保健的作用，从而形成一种食养的生活方式。

《每日一膳》专栏推出一年多的时间，从未中断。很多读者依单采购而从中获益，这不啻为对我们团队莫大的鼓励，也是我们一直坚持下来的动力。在编写的过程中，各种时令食材常常让我想起儿时家乡的味道。为了能使菜式丰富多样，每到一个地方，我都留意当地的饮食特点；有机会尝到新菜，就研究大厨们的配搭；每到季节转换，则到市场转转，看看有什么当令的食材，寻找新灵感；在研读中医方书或古代养生饮食专著时，也试着结合现代人生活特点，把其转变成可烹调成膳的配方。

本套丛书最大的特点，是针对不同的季节、不同的人群、不同的体质与身体状态，推荐不同的膳食。除开注重膳食的营养均衡和健康外，在烹调上，注重方法简单易做；在食材选择上，注重时令性，突出岭南人所追求的保持食材鲜、香、淡、软的特点；在药材与食材配搭上，注重功效与口感相兼，避免将"煲汤"变成"煲药"，让一家老少均可接受。

健康与养生，源于膳食，却又不止于膳食。膳食的"太过"和"不及"都有害于身体与自然。恩师、国医大师颜公德馨强调"衡"，得以享寿九十有八。国医大师邓铁涛教授年逾百岁，行动自如、思维敏捷、皮肤光洁，其养生的秘诀乃是"养生先养心，养心必养德"。

膳者，善也，正所谓仁者寿。是为序，谨以此套丛书感恩为我们提供食材的大自然母亲。

本套丛书的出版，感谢团队的合作，也离不开设计师于进江先生、美食家关伟强先生、简丽全厨师和广东懿德集团有限公司的鼎力相助，在此一并感谢！

杨志敏

2017年5月14日 母亲节

目录

立春

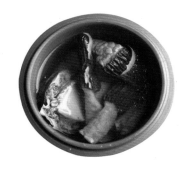

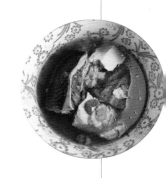

雨水

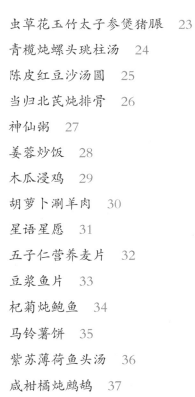

惊蛰

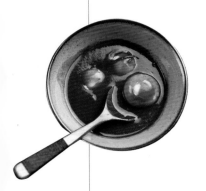

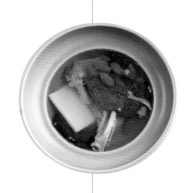

春分

清明

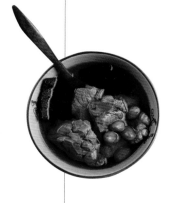

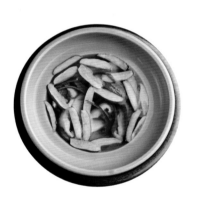

谷雨

春季

食养智慧

春季，包含立春、雨水、惊蛰、春分、清明、谷雨六大节气，是万物始生的季节。

立春，万物似苏未醒，容易春困，当舒肝养肝，早睡早起，避免过早减衣。饮食上多吃韭菜、萝卜，少吃补品，有利于疏肝解困。

雨水，降水增多，天气反复无常，要春捂防止"倒春寒"。饮食方面，可多吃淮山、薏米、芡实、姜葱等健脾、驱湿、散寒之物。

惊蛰，春雷始鸣，天气回暖。阳出晨练，睡前泡脚，摩腰搓足，可常揉足三里。饮食上，以清淡为主，可吃春笋、紫苏叶、芹菜、柚子皮、黑豆等，促进脾胃消化。

春分，昼夜平分，阴阳各半，讲究"平和"，当心平气和。饮食上以平和为本，可多吃艾叶、赤小豆、冬菇、燕麦、鸡、虾、韭菜等。

清明，时风时雨。饮食上，少吃发物，可吃滋阴生津、清肝疏肝的食物，如桑叶、西芹和枸杞叶就是不错的选择。

谷雨，降水增多，湿气重，注意关节保暖，避风让水，阳出晨练，多晒太阳。饮食上以养脾为主，多食甘味食物，如大米、芡实、茶树菇等，可搭配陈皮、春砂仁等理气健脾燥湿的药材。

春季五行属木，五脏属肝，为一年当中阳气始发的季节，故我们推出的春季膳食以养肝舒肝、理气健脾为主，以护阳气的生发。

彩蝶黄莺未歌舞
梅香柳色已矜夸

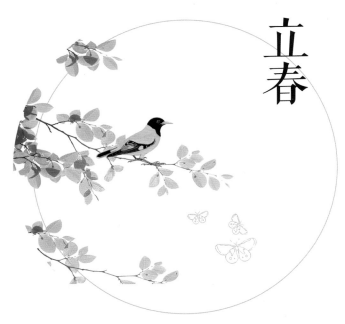

立春

立春为春季的第一个节气，也是二十四节气之首。"立"为"开始"之意。古人认为，时春气始至，四时之卒始，故名立春。立春时节，大地解冻，万物复苏，意味着春天的到来。在立春当天，我国民间有喝春酒、吃春饼、打春牛、咬萝卜等习俗，俗称"咬春"和"打春"。

代表寓意： 春季的开始。

节气开端： 每年2月4日前后。

气候特点： 气温回升，仍有微寒。

节气养生： 养生上以舒肝养肝为主。作息应顺应自然之道，早睡早起，避免过早减衣。因阳气上升而易于伤阴，户外活动时，避免大汗淋漓，及时补充水分，养护阴液。精神上力戒暴怒，更忌忧郁，做到心胸开阔，保持心境愉悦。饮食以清淡为主，少吃补品，不宜燥辣，可适当摄取辛散之品以助阳气生发。

推荐食材： 韭菜、白萝卜、百合、山药、莲子、枸杞子等。

推荐药膳： 萝卜丝白鲫鱼汤、酒酿浸鱼片、彩丝凉拌捞起等。

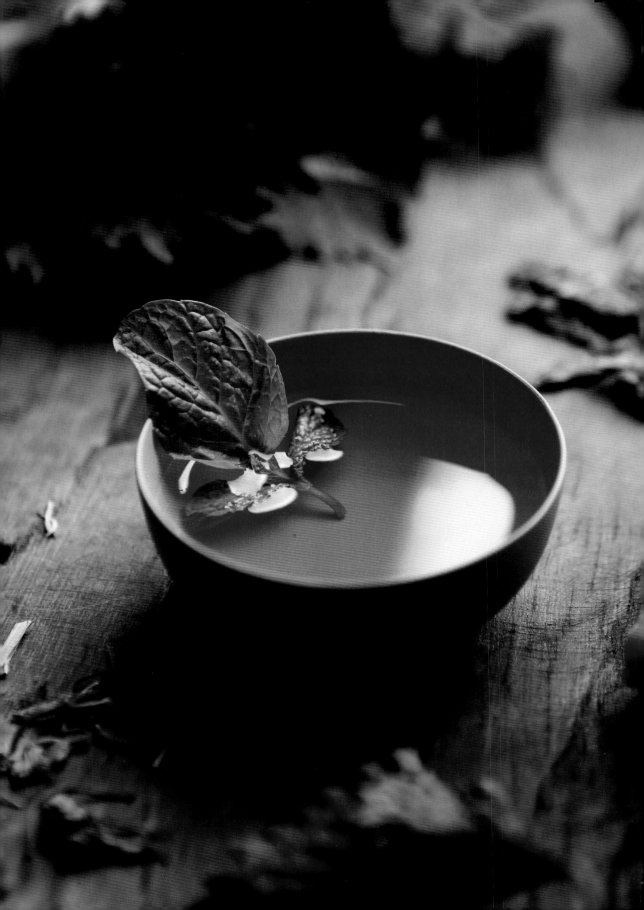

紫苏薄荷姜茶

立春

有了这杯茶，流感远离您。

口味　辛香
分量　1~2人量
厨艺　煮
厨具　砂锅或保温杯

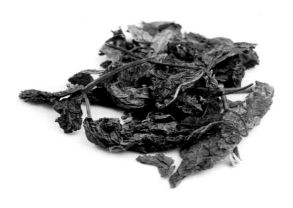

紫苏

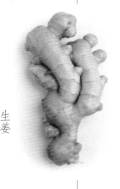

生姜

食材
紫苏和薄荷各3克，生姜3片，红糖适量。

做法
🍲 锅内放入适量清水，将洗净的紫苏、薄荷、生姜放入锅内，煮8分钟。
🍲 加入红糖，煮2分钟即可。

专家点评
　　薄荷味辛、性凉，能发散风热、清利咽喉、疏肝解郁。紫苏味辛、性温，能发表散寒、芳香化湿。生姜则能散寒解表、温中和胃。红糖能扶正益气。此茶品用上述食材搭配，具有扶正解表、化湿解郁的功效，适合容易感冒而表现为流涕咽痛的人士日常保健饮用。

小贴士
　　亦可简单选择保温杯冲服。选鲜品效果更佳。

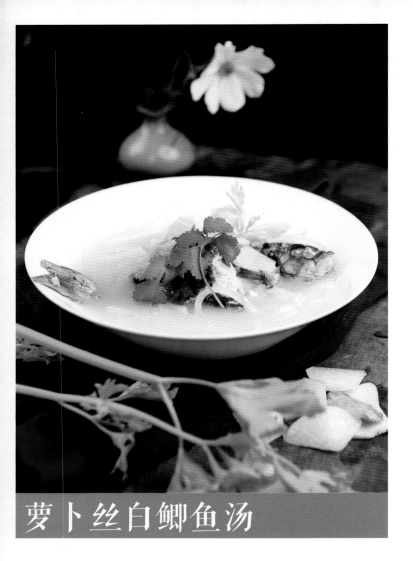

解春困，疏肝气。

口味　清甜
分量　2~3人量
厨艺　煎、煮
厨具　煎锅

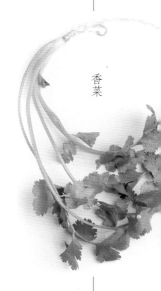

香菜

萝卜丝白鲫鱼汤

食材

白萝卜1个（约250克），白鲫鱼1条，生姜5片，绿豆芽、香菜、芹菜嫩芽叶、葱花、食盐、花生油、胡椒粉适量。

做法

🥄 锅内加入花生油和生姜加热后，放入清除内脏、清洗干净的白鲫鱼，两面煎至微黄。然后加入5~6碗开水，煮至汤奶白色。

🥄 白萝卜切丝后和绿豆芽一同放入锅内煮15分钟。

🥄 关火前放入芹菜嫩芽叶、香菜、葱花和胡椒粉，用食盐调味即可。

专家点评

立春正是万物生发的季节，比较适合选择有辛、香、散发、升发之性的食材，故在很多地方都有立春吃萝卜的习俗。白萝卜能理气健脾解春困，芹菜、香菜辛香，有助肝气舒发，绿豆芽寓意萌芽和生机。整个汤膳能健脾开胃、消食利水，适合脾胃虚弱、消化不良、容易春困之人，让你精神焕发，大有"一年之计在于春"之意。

小贴士

鲫鱼多骨，可把鲫鱼装入煲汤袋再煮，建议只饮汤不吃鱼。

黑白糯米红枣芡实粥

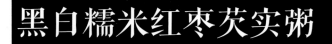 香甜软糯，引人胃口，尤适合胃口差、易出虚汗人群。

口味　香甜
分量　2~3人量
厨艺　煲
厨具　砂锅

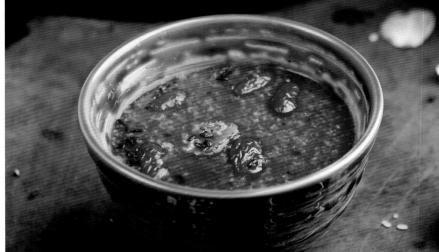

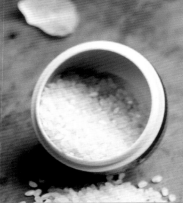

食材
紫糯米和白糯米各50克，红枣5个，芡实50克。

做法
🥄 先将两种糯米和芡实用温水浸泡2小时。锅内加入适量清水烧开，放入糯米和芡实，煮约1小时。多搅拌以防粘底。

🥄 红枣去核切丝，放入锅中小火同煮20分钟即可。

专家点评
　　糯米作粥口感软绵，易消化，且能温养脾胃，收敛虚汗。而芡实一则加强了糯米的补脾功效，二则能除体内湿气，三则能加强收敛止汗的功效。糯米与芡实合用，相辅相成。另搭配上益气补血的红枣，有"气血调和"的寓意。

小贴士
糖尿病患者慎食。

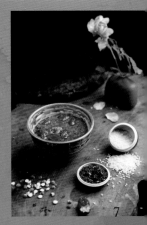

冬菇酿鲮鱼滑

 鱼滑无骨，老少皆可放心食用，健脾开胃。

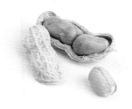

花生

厨具	厨艺	分量	口味
蒸锅	蒸	2~3人量	鲜香

鱼滑

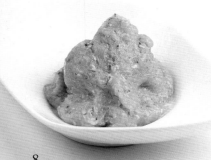

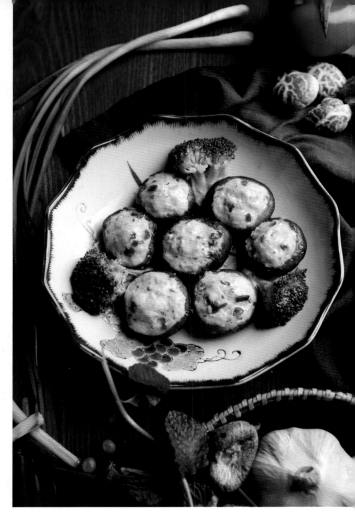

食材

大冬菇12只，鲮鱼滑250克，花生、芝麻、陈皮少量，鸡粉、胡椒粉、葱花、食盐、花生油、麻油适量。

做法

- 大冬菇用温水浸泡，去蒂，再用食盐、花生油、胡椒粉、鸡粉腌制后，放在碟子上隔水蒸10分钟。备用。
- 把鲮鱼滑与花生（炒香研碎）、芝麻、陈皮、胡椒粉、葱花混匀，加入适量食盐调味。
- 把处理好的鲮鱼滑酿入冬菇，再入锅隔水蒸6~8分钟，出锅前加少许麻油即可。

专家点评

　　冬菇作为一种菌类食物，其香气沁脾，味道鲜美，素有"菇中之王"的美称。中医认为，冬菇味甘、性平，有扶正补虚、健脾开胃等作用。配合鱼肉的香甜，色香味俱全，老少皆宜。

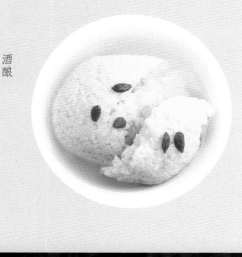

酒酿

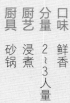

香醇暖身，酒味不浓，尤适合平素
怕冷、手足不温人士初春食用。

口味　鲜香
分量　2~3人量
厨艺　浸煮
厨具　砂锅

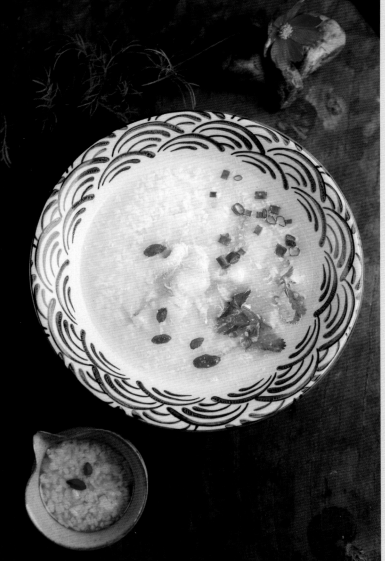

食材

鲩鱼1条起鱼肉（约500克），酒酿
300克，鸡蛋1个，生姜丝、啤酒、
生抽、生粉、食盐、花生油、葱
花、枸杞子、香菜适量。

做法

- 鱼肉切片，加入两茶匙啤酒，适
  量食盐、生抽、生粉、花生油、
  生姜丝、鸡蛋清腌5分钟。
- 锅内加100毫升清水，放入酒
  酿搅匀煮沸后，放入腌制好的
  鱼片，煮3分钟后关火，撒上葱
  花、枸杞子、香菜即可。

专家点评

　　糯米酒酿温肺暖胃，吃完
整个人通身温暖。鱼片经过酒酿
烹煮，口感细腻润滑、醇香甜
蜜。清代医家王士雄在《随息居
饮食谱》中记载："酒酿甘温，
补气，养血，助运化，能暖胃驱
寒。"搭配鱼片去腥之余又能带
出鱼的鲜，可谓别有一番风味。

小贴士

　　酒精过敏者不宜食用。

莲子百合南瓜盅

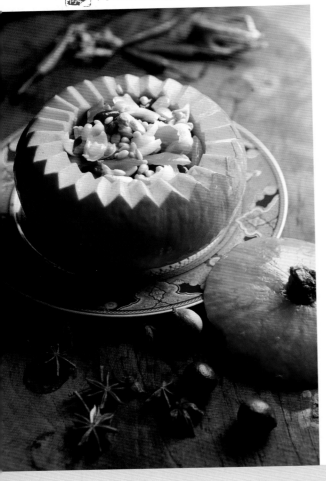

寓意金银满屋，节日喜庆素食。

口味　香甜

分量　2~3 人量

厨艺　蒸、炒

厨具　蒸锅、炒锅

菜椒

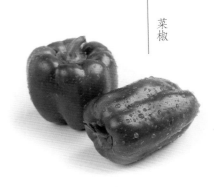

食材

小南瓜1个，鲜莲子、鲜百合和玉米粒各100克，菜椒、腰果和松子各50克，花生油、食盐适量。

做法

- 小南瓜开盖，去除内瓤，合上盖子隔水蒸15~20分钟后备用。
- 锅内加入适量的花生油烧开，放入腰果、松子，过油后捞出。
- 将锅内多余的油倒出，再往锅内加入鲜百合、玉米粒、菜椒爆炒后，再加入鲜莲子炒熟，调味。
- 把处理好的食材倒入南瓜里，炸熟的腰果和松子撒在上面，装盘上菜。

专家点评

南瓜性平、味甘，无毒，入脾、胃二经，能补中气而宽利。莲子、百合、腰果、松子皆是药食两用的种子类食材，有萌芽生发的吉利寓意。本菜式既是素食，又寓意吉祥，是春节期间的美味佳肴。

小贴士

糖尿病患者慎食。

羊肚菌鲍鱼炖鸡汤

食材珍贵，补益调虚，是家庭团聚时餐桌上的主打菜，尤适合平素怕冷、手足不温的人群。

口味　鲜香
分量　2~3人量
厨艺　炖
厨具　炖盅

食材

羊肚菌10个，鲜鲍鱼5只，草鸡半只，猪瘦肉100克，生姜5片，食盐适量。

做法

- 羊肚菌用40~50℃的温水泡开洗净。鲍鱼肉壳分离，清除内脏并把鲍鱼壳洗净。草鸡去皮焯水。
- 将羊肚菌、鲜鲍鱼连肉带壳、草鸡、猪瘦肉和生姜放入炖盅内，放入开水，隔水炖2小时，调味即可。

专家点评

　　羊肚菌具有补肾、提神、益肠胃等功效，是久负盛名的食补良品。鲍鱼素有"餐桌上的软黄金"之称，其味甘咸、性平，有滋阴清热、益精明目的功效，再配上鸡肉温中益气、补精填髓。本膳食汤色清亮，味道极鲜，尤其适合平素怕冷、手足不温的人群。

小贴士

　　鲍鱼壳具有很好的平肝潜阳作用，可以放进去一起炖哦。

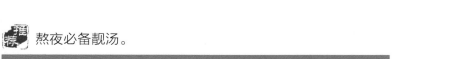

推荐　熬夜必备靓汤。

莲藕蚝豉煲脊骨

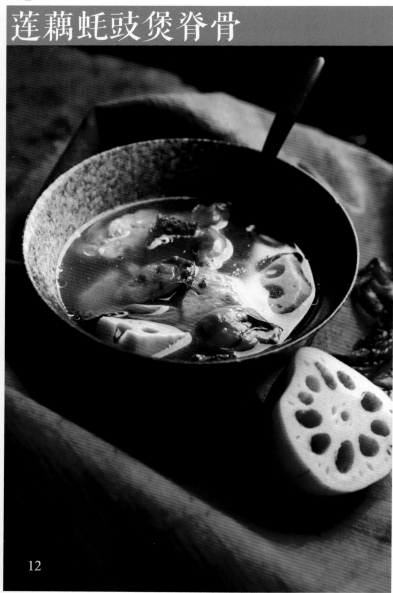

食材

莲藕500克，蚝豉8个，猪脊骨200克，陈皮1瓣，生姜、食盐少许。

做法

- 莲藕刮皮洗净切块，蚝豉泡开洗净，猪脊骨洗净斩块焯水，生姜切片，陈皮泡开。备用。
- 汤煲里放适量清水煮开后，放入所有食材，大火烧开，改小火熬制1.5小时，用食盐调味即可食用。

专家点评

中医认为蚝豉味咸、性微寒，归心、肝经，可养阴补肝，养血安神。而莲藕煮熟后则能健脾开胃，益血补心。经常熬夜容易耗伤肝阴，心神也得不到休养，煲这个汤则是最适合不过。

小贴士

蚝豉和淡菜是不一样的，蚝豉是生蚝制作而成的蚝干，淡菜是贻贝（也就是俗称的青口）制作而成的贝干。

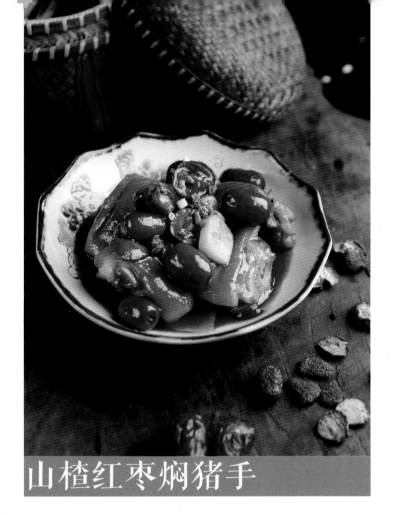

山楂红枣焖猪手

推荐

酸甜不油腻，尤适合皮肤干燥人士或产后妇女。

口味　酸甜
分量　2~3人量
厨艺　焖
厨具　砂锅

葱

食材

猪手200克，山楂6粒，红枣6粒，甜醋、冰糖、食盐、花生油、生姜、葱适量。

做法

🍲 猪手洗净切块，焯水后过冷，沥干备用。

🍲 烧热砂锅，加入花生油，爆香生姜、葱、红枣后，加入猪手、山楂、冰糖、甜醋、食盐，小火煮30分钟至猪手松软。

专家点评

　　猪手能补气血、润肌肤，还能养身催奶，配合甜醋和生姜即是"猪脚姜"，是岭南地区妇女产后常用的膳食。而本膳食中还加入了山楂、红枣等焖煮，使得猪手在养颜润肤、温经补血之余，还不会过于滋腻。特别适合女性和体质偏虚的人群食用，皮肤干燥的老年人也不妨一尝。

小贴士

　　早孕者，体质偏燥热的人少食，糖尿病者不加冰糖。

山楂

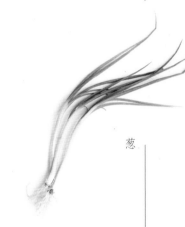

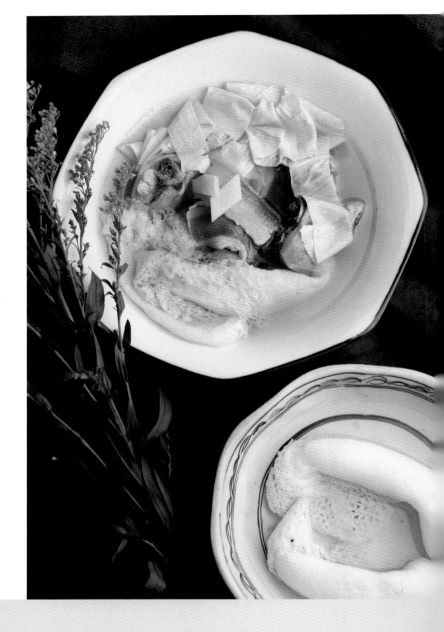

竹笙腐皮鸡煲

无须担心「上火」的补气鸡煲。

口味　鲜甜
分量　2～3人量
厨艺　煲
厨具　砂锅

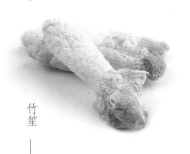

竹笙

食材

干竹笙（又名竹荪）50克，鸡半只（500克），腐皮和火腿各50克，生姜5片，胡椒粉、食盐适量。

做法

🍲 将鸡斩件洗净，焯水备用。干竹笙开水泡发10分钟，洗净。

🍲 锅内加入350毫升开水，放入火腿、生姜，小火煮30分钟。

🍲 再放入鸡、竹笙、腐皮煮10分钟左右，加入胡椒粉、食盐调味即可。

专家点评

　　竹笙益气健脾、养阴润肺，是植物界中的人参，故又名"竹参""菌中皇后"。竹笙风味鲜美，口感极佳，再配合鸡、火腿、腐皮，是一道制作简单又不失风味的美食。

开春湿气重，困倦不欲食，彩丝凉拌捞，醒脾又利湿。

口味　清爽

分量　2~3人量

厨艺　凉拌

厨具　炒锅

洋葱

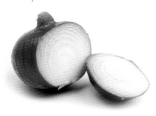

食材

绿豆芽150克，洋葱1个，芹菜、鲜海带、白萝卜、胡萝卜各100克，小番茄10个，芝麻少许，辣椒油、橄榄油、麻油、陈醋、食盐、砂糖、冰冻矿泉水适量。

做法

- 绿豆芽去头尾，白萝卜、芹菜、鲜海带切丝。上述食材焯水后放至冰冻矿泉水中过冷。
- 洋葱、胡萝卜切丝焯水，小番茄切半。
- 把上述所有食材放入碟中，加入适量辣椒油、橄榄油、麻油、陈醋、食盐和砂糖拌匀后撒上少许芝麻即可食用。

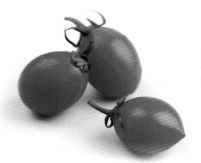

小番茄

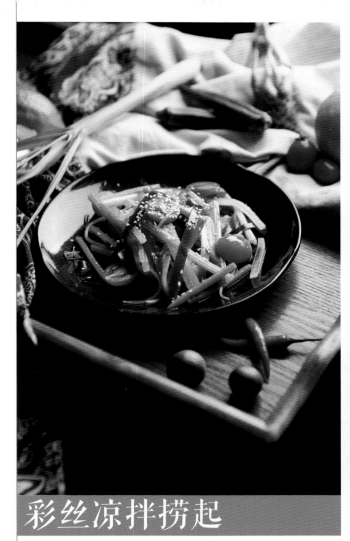

彩丝凉拌捞起

专家点评

　　绿豆芽有清热利尿的作用，胡萝卜、白萝卜则能消食下气，解渴利尿，加上清热平肝、祛风利水的芹菜，健胃理气的洋葱和番茄，以及能利水消肿的海带，各物相配，膳食既能消食利尿，又能健脾理气，色彩丰富又味道鲜美。尤其适合初春时节湿气明显，人觉困重倦怠，不欲饮食者，同时也适合素食人士。

小贴士

　　蔬菜生吃难消化，更不利于脾胃运化，所以此菜虽为凉拌菜，均需要用热水稍烫开。

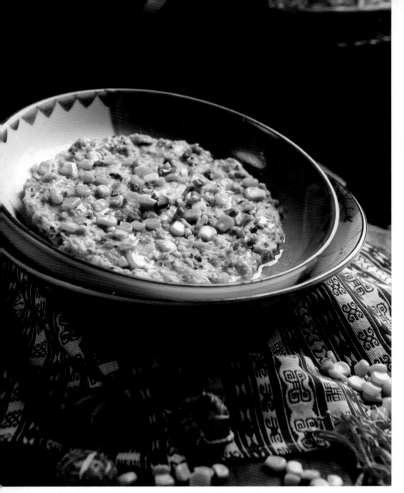

冬菇肉饼

 色香味俱全，质软易咀嚼，家中有老少，此膳最安全。

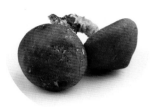

冬菇

厨具	厨艺	分量	口味
蒸锅	蒸	2~3人量	鲜甜

玉米

食材

干冬菇5~6个，猪瘦肉250克，玉米粒50克，花生油、食盐、生抽、生粉、葱花少许。

做法

- 干冬菇泡开洗净，与猪瘦肉一同剁碎。根据各人口味，加入适量花生油、食盐、生抽和生粉搅拌均匀，铺平于碟上。用筷子在肉饼上垂直插出数个气孔。
- 肉饼上撒上少许玉米粒，隔水蒸熟，撒上葱花即可。

专家点评

冬菇味甘咸，有扶正补虚、健脾开胃的作用；其有效成分冬菇多糖有调节免疫的功效。猪瘦肉性平，老少咸宜，与冬菇一起剁成肉饼，味道鲜美，质软易咀嚼。本膳食对于咀嚼能力不强的老人和小孩是非常适合的一道家常菜。撒上玉米粒增色，让菜品视觉效果更佳。

小贴士

搅拌冬菇和猪瘦肉的时候，需要顺同一个方向，这样肉饼才有嚼劲。

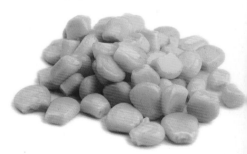

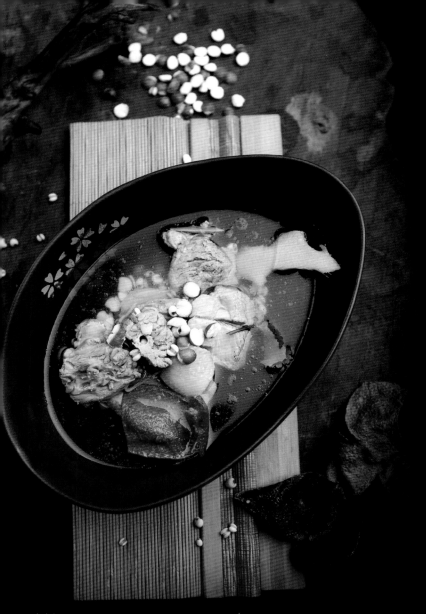

芡实薏米陈皮煲老鸭

口味　清甜
分量　2～3人量
厨艺　煲
厨具　汤煲

春困湿游漫，身重精神倦，
祛湿需健脾，膳食有良方。

食材

老鸭300克，芡实和薏米各30克，陈皮1瓣，生姜、食盐适量。

做法

- 芡实、薏米温水浸泡30分钟以上。陈皮温水浸泡15分钟，老鸭去除内脏、斩件洗净焯水。
- 汤煲内加适量水烧开后再将所有食材放入煲内，大火烧开，撇去浮沫，转小火煲1.5小时调味即可。

专家点评

鸭能滋五脏之阴，清虚劳之热，补血行水，祛湿之余还能清补五脏。薏米祛湿又可健脾、清热。芡实有补中益气、提神强志的功效。配合陈皮，整体能达到益脾养胃、健脾利水、解春困的功效，可谓消中有补、补中有消，是祛湿健脾的食疗佳品。最适合在"回南天"（南方地区春季的潮湿天气）食用，也适合孕后期出现脾虚水肿的孕妇食用。

小贴士

急性上呼吸道感染、急性肠胃炎患者不适宜选择。怀孕早期者不推荐。

火腿珧柱炖大白菜

尽兴「海吃」后，烦恼胖中生，腹胀又难受，就推此膳真。

口味 鲜甜
分量 2~3人量
厨艺 炖
厨具 炖盅

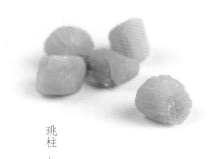

珧柱

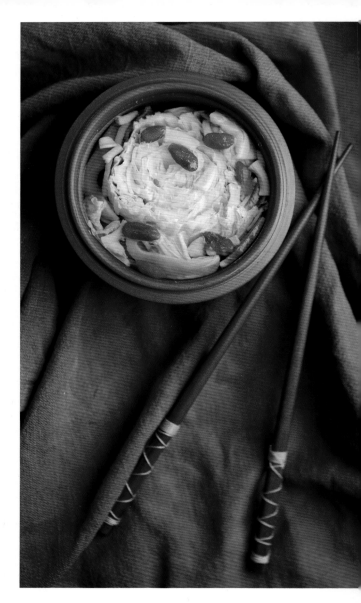

食材

小型大白菜1~2棵，火腿2~3片，江珧柱2粒，生姜3片，枸杞子20克，食盐适量。

做法

- 洗净食材，把白菜上1/3的叶子切除。
- 再把所有食材放入炖盅内，加入开水至完全浸过大白菜。隔水炖1小时，调味即可。

专家点评

大白菜能养胃生津、润肌肤、通小便、利肠道。大白菜热量低，在春节大鱼大肉过后，各位"每逢过节胖三斤"的朋友，不妨多尝尝这个菜，让肠胃畅通起来。大白菜性微寒，搭配生姜温中和胃，能中和其寒性，加上护肝养血的枸杞子和鲜甜美味的火腿、江珧柱，养胃润肤功效佳。

小贴士

大白菜性偏寒凉，胃寒腹痛、大便清泻者，多加生姜，或在生姜基础上加适量胡椒粉。请勿过量食用。

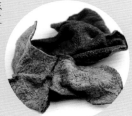

陈皮

自古老人与小儿，
脾胃易被食积伤，
消食还需健脾气，
常煲此汤保安康。

口味　清甜
分量　2~3人量
厨艺　煲
厨具　汤煲

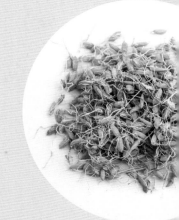

谷芽

开胃消滞汤

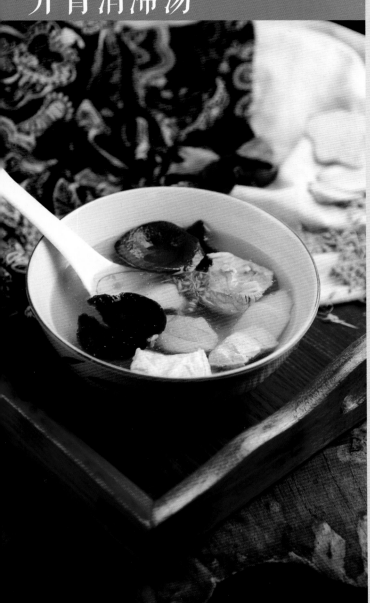

食材

猪䏠250克，麦芽和谷芽各15克，陈皮1瓣，生姜3片，食盐适量。

做法

- 猪䏠洗净、焯水，连同麦芽、谷芽、陈皮、生姜一起放入汤煲内。
- 倒入温开水，大火煮开后用小火煲1小时，调味即可。

专家点评

　　麦芽、谷芽皆能消食化积，适用于因米、面、薯、芋类食滞不化者。其中麦芽兼能疏肝理气，而谷芽消食之力虽较麦芽弱，但能生津除烦。谷芽、麦芽同用，加上理气化痰的陈皮、促进消化的生姜，让汤水具有健脾开胃、消食通便的功效。尤其适合肠胃积滞的小儿和老年人。

小贴士

　　如因肉食导致的食积，须另加山楂15克。因麦芽有回乳作用，哺乳期妇女慎用。

天街小雨润如酥

草色遥看近却无

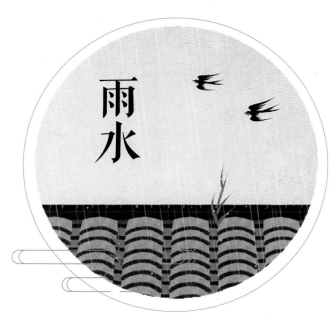

雨水为春季的第二个节气。古人认为，东风解冻，冰雪皆散而为水，化而为雨，故名雨水。春季在五行中属木，有水，木方能长，故立春后继之雨水。《月令七十二候集解》中所提到的"正月中，天一生水"正是此意。民谚有云"春雨贵如油"，适量的春雨犹如大自然的馈赠，对植物的生长尤为重要。

代表寓意： 降雨开始。

节气开端： 每年2月19日前后。

气候特点： 气温渐升，雨量渐增。

节气养生： 春寒料峭，雨水的湿气夹寒而来，慎防"倒春寒"是雨水节气养生的关键。穿衣保暖，避免受凉。精神上应注意"生而勿杀，赏而勿罚"，调畅气机，舒肝养肝，避免思虑过度或大悲大怒，而损生生之气。饮食以健脾祛湿为主，可辅以生姜、葱、大蒜、香菜等辛温之品，醒脾祛湿。

推荐食材： 山药、小米、陈皮、紫苏、薄荷等。

推荐药膳： 姜蓉炒饭、紫苏薄荷鱼头汤、神仙粥等。

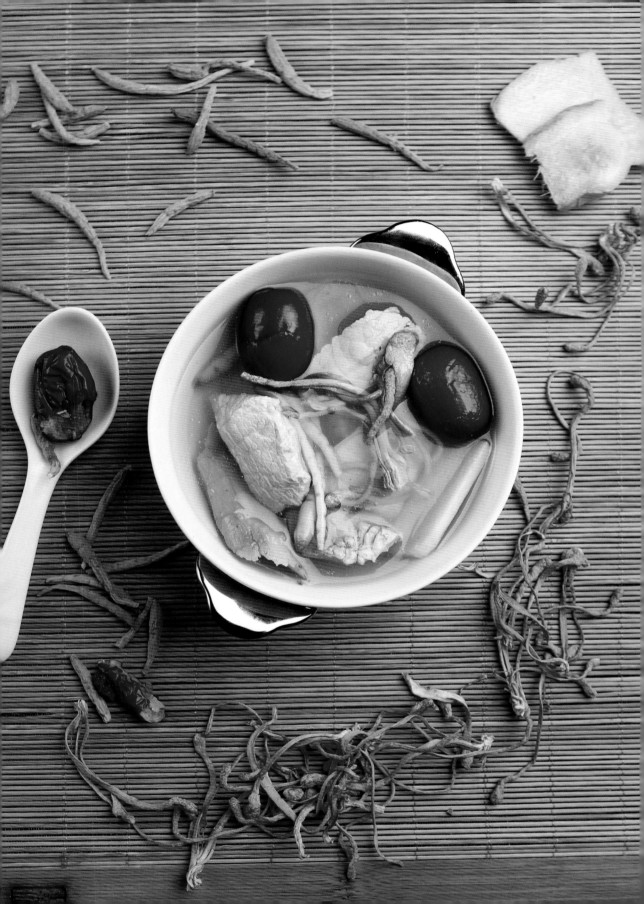

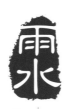

雨水

虫草花玉竹太子参煲猪脹

性质平和，清补佳品。

口味　清香
分量　2~3人量
厨艺　煲
厨具　汤煲

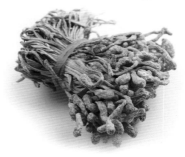

虫草花

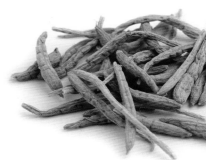

太子参

食材

猪脹250克，虫草花10克，玉竹和太子参各15克，红枣3个，生姜3片，食盐适量。

做法

- 猪脹洗净，焯水备用。
- 汤煲内加入适量水煮沸后，把猪脹、虫草花、玉竹、太子参、红枣、生姜放入锅内，小火煲1~1.5小时，调味即可。

专家点评

虫草花并非花，实质上是蛹虫草子实体，属于一种真菌类，与常见的香菇、平菇等食用菌很相似。其性质平和，不寒不燥，搭配润燥生津的玉竹、益气养阴的太子参、益气养血的红枣、温中和胃的生姜，是适合一家大小的清补佳品。

小贴士

新发感冒见发热无汗、流涕、咽痛等症状者不宜服用。

「润物细无声」，献给家中经常熬夜或咽干咽痛的「Ta」。

口味　清甜
分量　2~3人量
厨艺　炖
厨具　炖盅

青橄榄

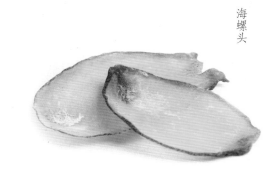

海螺头

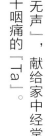
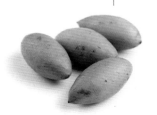

青榄炖螺头珧柱汤

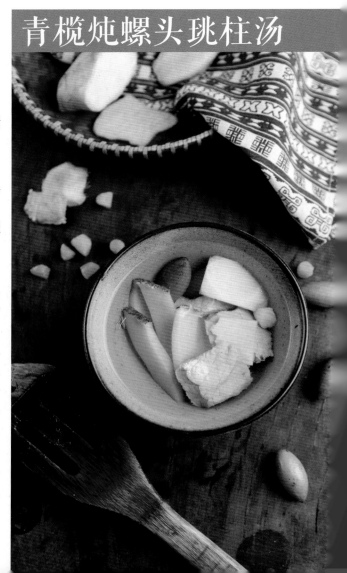

食材

青橄榄5颗，海螺头2个，江珧柱1~2粒，猪瘦肉250克，生姜5片，食盐适量。

做法

- 青橄榄洗净、拍开；海螺头与猪瘦肉洗净切片、焯水。
- 炖盅内加入适量开水，放入所有食材，慢炖1.5小时，食用前加盐调味即可。

专家点评

海螺具有清热明目、益胃养阴的功效，而且肉质细腻、味道鲜美，素有"盘中明珠"的美誉。青橄榄味甘、酸、涩，性凉，能清肺利咽、生津止渴。再配以江珧柱、猪瘦肉增鲜，用生姜去除海鲜之寒性，让整个膳食味道鲜美之余又能清热养阴，最适合加班熬夜、口干舌燥、咽喉不适之人服用。

小贴士

对海鲜过敏的人禁用；体质偏寒者请勿过量食用。

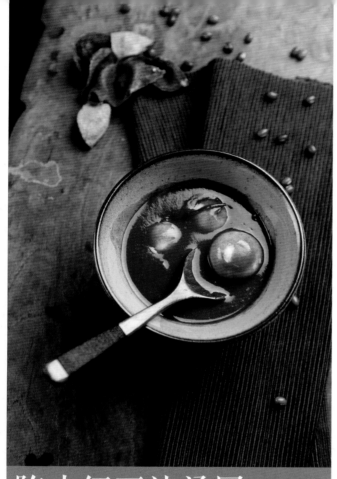

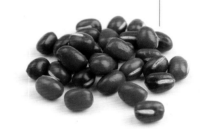

陈皮红豆沙汤圆

食材

汤圆适量（每人2~4粒），红豆400克，鲜莲子100克，陈皮1瓣，冰糖少许。

做法

- 红豆和鲜莲子洗净，连同陈皮用热水浸泡30分钟备用。
- 锅中加入适量清水烧开，放入红豆、鲜莲子、陈皮，中火煲2小时，直至煮到红豆、鲜莲子煮烂绵稠。
- 另起一锅加入清水烧开，放入汤圆煮沸后，再加入适量冷水，再煮沸，反复3次至汤圆熟透。把汤圆和冰糖放进鲜莲红豆沙中，待冰糖完全溶化后即可食用。

专家点评

中医认为，红豆有健脾、消肿、利小便的作用。莲子能补脾止泻、益肾固精、养心安神。搭配芳香的陈皮，健脾之余，又能防止甜品过于滋腻，非常适合脾虚湿重又想吃甜食之人。对于失眠属于心脾两虚，见头晕、心慌心悸、嘴唇苍白者也非常合适。

小贴士

体质属痰湿者注意控制食量，可适当加入生姜。

当归北芪炖排骨

这是经典名方所派生的菜品，尤适合气血亏虚而见头晕、失眠、易感冒的人群。

口味　香浓
分量　2～3人量
厨艺　炖
厨具　砂锅、炖盅

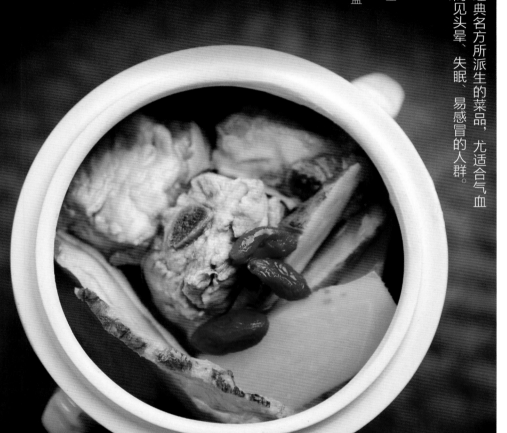

食材

当归10克，北芪50克，玉竹15克，排骨350克，生姜3片，枸杞子、食盐适量。

做法

- 排骨斩件，洗净焯水备用。
- 锅内加入适量清水，放入当归、北芪、玉竹熬煮30分钟，熬成汤底。
- 把汤底、排骨、生姜、枸杞子放入炖盅，隔水炖40分钟，调味即可。

专家点评

当归性温、味甘辛，能补血和血、调经止痛、润燥滑肠。北芪味甘、性温，能补气生津生血。当归和北芪的用量搭配来源于金元时期李东垣所创的名方当归补血汤，当中北芪和当归两味药以5：1比分组成，对于虚劳内伤、气血亏虚等情况有良好疗效。现代研究发现，当归补血汤具有促进造血、调节免疫功能、保护心脑血管等作用。作为保健食疗，本膳食加入玉竹甘润以平衡其温补之性，而排骨使汤的味道更为鲜美。

小贴士

湿热体质人群请勿过量食用。

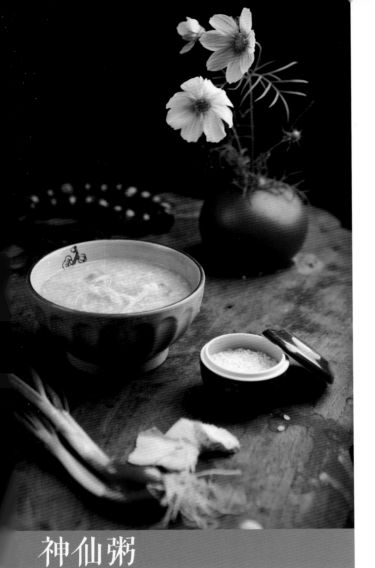

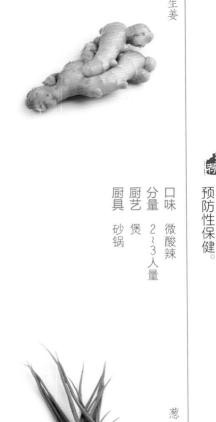

口味 微酸辣
分量 2~3人量
厨艺 煲
厨具 砂锅

推荐

在流感季节，给家人进行预防性保健。

葱

神仙粥

食材

糯米100~150克，带须鲜葱头（到葱白部分）7~8根，生姜5片，陈醋10~15毫升，食盐适量。

做法

☘ 砂锅中加入适量开水，放入糯米、生姜煮20~30分钟。

☘ 加入带须鲜葱头，煮至糯米熟烂。往粥中加入陈醋，搅匀调味起锅，趁热食用。

专家点评

　　神仙粥的组成受清代《食宪鸿秘》的启发。其中糯米能健胃和中、益气扶正。带须鲜葱头和生姜性温、味辛，均具解表发散的作用，能祛风散寒，对于体虚外受风寒邪气引起的头痛、咽痛、鼻塞、流涕、咳嗽、咯白痰等症状有很好的改善作用。这款粥，对于预防感冒有一定效果，且配料价廉易得，制作简易，食用方便，十分适合日常保健服用。

小贴士

　　本品为养生调理药膳，不能作为感冒药服用，如有感冒不适症状，建议到医院就诊。

姜蓉炒饭

想改善虚寒体质，从一碗姜蓉炒饭开始。

口味　辛香
分量　2~3人量
厨艺　炒
厨具　炒锅

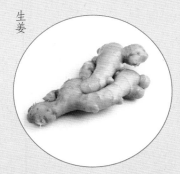
生姜

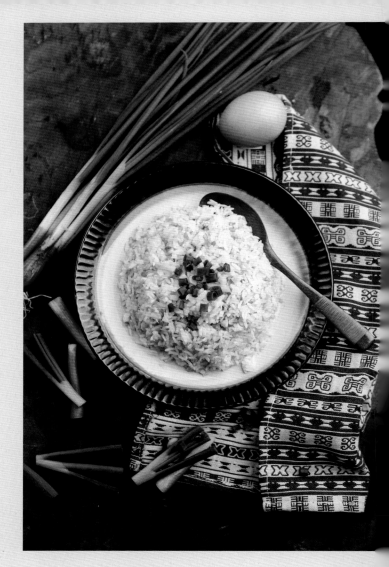

食材

生姜蓉100克，米饭2~3碗（根据分量调整），鸡蛋1个，花生油、麻油、生抽、食盐适量，葱花少许。

做法

🥄 鸡蛋打开，蛋液搅匀备用；用少量花生油爆香生姜蓉，装起备用。

🥄 把米饭放入锅内翻炒（米饭太干可加适量水），把鸡蛋液倒入饭中，不断翻炒。

🥄 最后把少量食盐、生抽、麻油、葱花、姜蓉加入饭中，炒匀即可。

专家点评

中医认为，生姜味辛、性温，归肺、脾、胃经，具有很好的温中驱寒作用。奈何生姜性走窜，走而不守，进食后容易上火，故搭配滋阴润燥的鸡蛋做成炒饭，取细水长流之意，让生姜的阳气逐渐融合成身体中的阳气，特别适合体质虚寒人群的日常保健食用。另对于感冒初起、病后或产后胃口不佳而见恶心呕吐的人群也是不错的选择。

小贴士

易上火的人群可先把生姜蓉分量减半，根据自己身体的改变逐渐增加生姜蓉分量。

木瓜

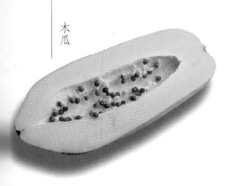

木瓜浸鸡

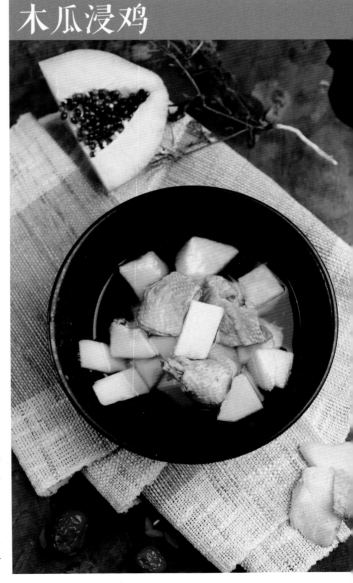

食材

鸡肉350克，木瓜1个（约300克），生姜3片，食盐、花生油、胡椒粉适量。

做法

- 鸡肉洗净切成小块，用食盐、花生油、胡椒粉腌制备用。
- 木瓜去皮切块，和生姜一起放入锅中，加适量清水，用大火煮沸后改小火煮10~15分钟。
- 加入鸡肉浸煮5~10分钟，调味即可。

专家点评

食用木瓜性味平和，具健脾消食、抗氧化及提高机体免疫力的作用。配以民间传统的食补佳品鸡肉，营养丰富之余口感细腻、易于消化，利于人体吸收营养。

小贴士

因为木瓜能引起子宫收缩，虽然不会影响胎儿，但在怀孕早期还是请勿食用。

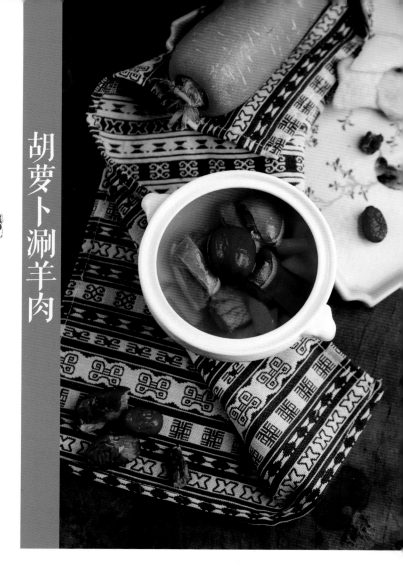

胡萝卜涮羊肉

吃羊肉怕上火？试试这种搭配。

口味　清香

分量　2~3人量

厨艺　涮

厨具　砂锅

食材

羊肉300克，胡萝卜300~500克，红枣、生姜、食盐、胡椒粉适量。

做法

☕ 羊肉切薄片备用。胡萝卜切块，生姜去皮切丝。

☕ 将清水煮沸，放入胡萝卜煮5~10分钟（胡萝卜刚熟），然后放入生姜丝、羊肉片涮熟，加食盐、胡椒粉调味即可。

胡萝卜

专家点评

秋冬季节气候寒冷，人们进食热性食物和肉类较多，胃内容易积火。随着春天来临，最适宜对体内的积热及时疏导。胡萝卜性味甘平，能健脾化滞、宽中下气，配伍味甘、性温的羊肉，正好补中有消，达到味甘而不腻。

小贴士

本品偏补，口干口苦、舌苔黄厚腻者宜少放羊肉，多吃胡萝卜。

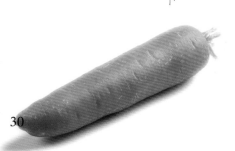

杨桃

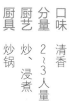

饮食新尝试，醒酒又开胃，
星星知你心，食后乐开怀。

口味　　清香
分量　　2~3人量
厨艺　　炒、浸煮
厨具　　炒锅

生姜

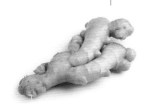

星语星愿

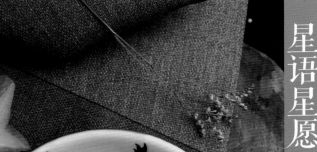

食材

杨桃2~3个，生姜5片，猪瘦肉150克，枸杞子、食盐、花生油、生粉、胡椒粉适量。

做法

- 将杨桃洗净，横切块成星星状。猪瘦肉洗净切块，加入少许生粉、胡椒粉、食盐、花生油腌制备用。
- 烧热炒锅，加入花生油，爆炒生姜与杨桃后，加入适量开水，煮10~15分钟。放入肉片浸熟，撒上枸杞子，调味即可。

专家点评

　　杨桃味甘酸、性凉，具有清热利咽、和中消食、生津止渴、利小便的功效。搭配生姜、猪瘦肉，让整个膳食酸甜可口，香气怡人，适合男女老少消食保健食用。

小贴士

　　胃酸偏多的人请谨慎选择。假如不喜欢太酸的味道，调味时加适量砂糖即可。

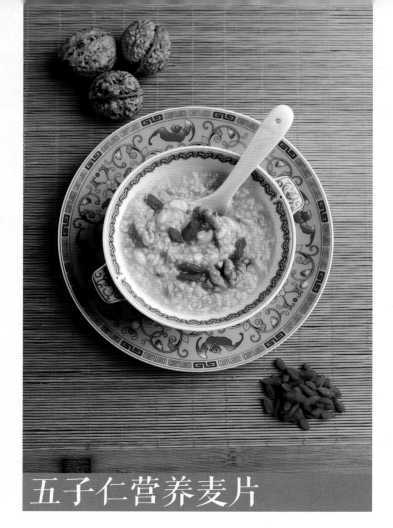

让这一碗「补脑」的营养麦片为
我们开启健康的一天！

口味　甘香
分量　2~3人量
厨艺　煮
厨具　砂锅

杏仁

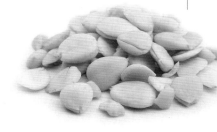

五子仁营养麦片

食材

瓜子仁、松子仁、杏仁、核桃肉和枸杞子各10克，燕麦片适量。

做法

- 做法一：锅中加水烧开，放入枸杞子与适量燕麦片，煮5~10分钟后，放入瓜子仁、松子仁、杏仁和核桃肉煮5分钟，即可食用。
- 做法二：喜欢口感细腻的，可事先将瓜子仁、松子仁、杏仁和核桃肉用搅拌机打碎，余做法同做法一。
- 喜欢甜食的朋友可适当加入冰糖或红糖。

专家点评

本膳食中的五种仁类均含有丰富的不饱和脂肪酸，对心血管系统有一定的保护作用。燕麦片含有β-葡聚糖，能确切有效地降低人体中坏胆固醇（低密度脂蛋白胆固醇）水平。仁类和燕麦片搭配，补脑又降脂，相得益彰。用第一种烹调方法时可以更好地保留五子仁的各种营养素。第二种烹调方法虽然有效成分部分氧化了，但是打碎以后食用更适合牙口不好的老人。

小贴士

加入冰糖或红糖的量不宜过多，否则会影响调控血脂的效果。

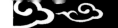

豆浆鱼片

豆香扑鼻来，
鱼儿水中游，
红花与绿叶，
色香盘中留。

口味　鲜香
分量　2~3人量
厨艺　蒸、煮
厨具　蒸锅、砂锅

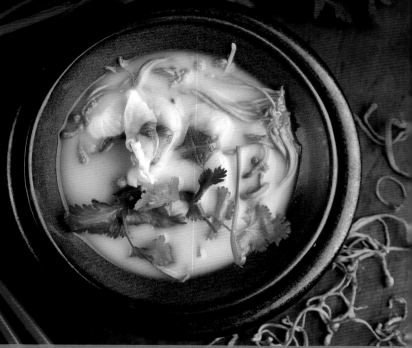

食材

无糖豆浆800~1000毫升，鱼片300克（鲈鱼、鲩鱼均可），虫草花30克，生姜蓉和香菜各50克，胡椒粉、花生油、食盐、生粉适量。

做法

- 虫草花温水浸泡15分钟，再隔水蒸10分钟。往鱼片中加入花生油、食盐、胡椒粉、生姜蓉、生粉腌制备用。
- 把豆浆烧开，放入鱼片、虫草花，至豆浆再次煮沸，关火，放入香菜，调味即可。

专家点评

　　豆浆是我国一种传统的健康食品，富含优质蛋白，低热量，低脂肪。只是豆浆性寒凉，所以我们搭配了温中散寒的生姜蓉和胡椒粉，免却寒凉之弊。用豆浆浸泡鱼片，鱼片更香嫩，加上调节人体免疫力的虫草花，各物相配，色香味俱全，是不错的家庭保健菜肴。

小贴士

　　痛风急性发作者慎用。

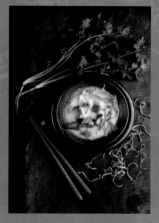

杞菊炖鲍鱼

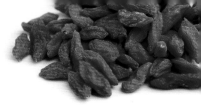

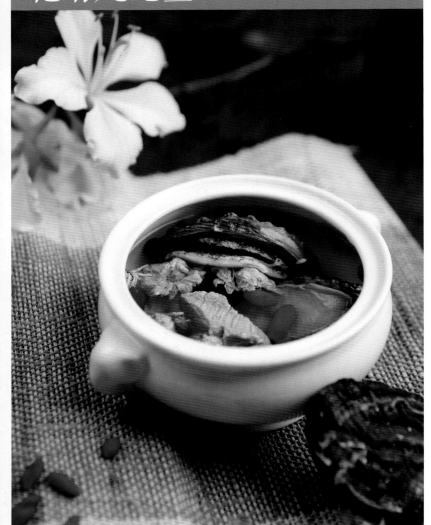

枸杞子

口味 清香
分量 2~3人量
厨艺 炖
厨具 炖盅

熬夜烦躁多，眼睛红又干，清肝又明目，此汤最相宜。

菊花

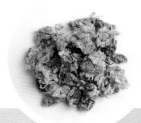

食材

鲜鲍鱼3只，猪瘦肉150克，枸杞子15克，菊花10克，生姜3片，食盐适量。

做法

- 用牙刷将鲜鲍鱼裙边及壳刷洗干净，去掉肉与壳之间的泥肠。
- 将鲜鲍鱼连肉带壳、枸杞子、菊花、生姜放入炖盅中，小火慢炖2小时，调味食用。

专家点评

鲍鱼是中国传统的名贵食材，《医学纂要》中记载其能"补心暖肝，滋阴明目"。鲍鱼壳即中药石决明，味咸性微寒，能平肝潜阳、清肝明目。鲍鱼肉和壳同用，搭配补益肝肾的枸杞子以及清肝明目的菊花，清补相兼，非常适合长期熬夜、压力大、肝火旺而见失眠、眼睛干涩、咽干口苦的人群。

小贴士

体质虚寒者可适当增加生姜用量。

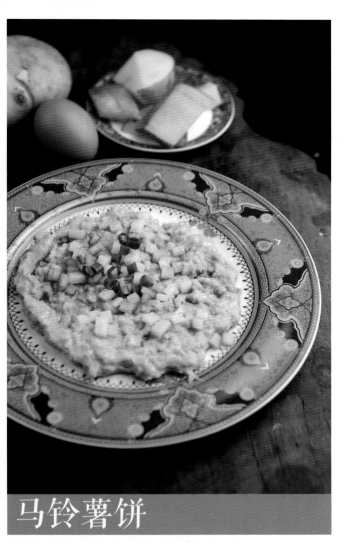

经济实惠，营养丰富的家庭菜品。

口味　甘香
分量　2~3人量
厨艺　煎或蒸
厨具　煎锅或蒸锅

马铃薯

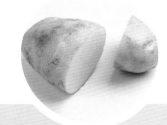

马铃薯饼

食材

马铃薯250~300克，猪肉150克，鸡蛋1个，葱花、食盐、胡椒粉、生粉适量。

做法

- 马铃薯放入开水中煮熟、去皮。猪肉剁碎备用。
- 把马铃薯放在器皿中压成薯泥，加入猪肉碎以及适量的食盐、胡椒粉、鸡蛋清、生粉，混合均匀。
- 将拌好的薯泥制作成各种形状（如圆饼形），放在平底锅中慢火煎熟，撒上葱花即可食用。食用前可根据个人口味加番茄酱或者其他酱料。

专家点评

中医认为马铃薯性平、味甘，具有健脾和胃、补中益气、利水消肿、通利大便的功效。在现代营养学的角度而言，马铃薯的营养成分也非常全面，相对于日常的主食精白米面来说，马铃薯有更多的膳食纤维、能抗氧化的维生素C、有助于控制血压的钾，营养结构合理，十分适合作为主食之一。本膳食搭配猪肉和鸡蛋，营养美味，是老少咸宜的家常菜式，也十分适合便秘和血压高的人士食用。

小贴士

燥热上火或血脂高的人士可以选择蒸的方法进行制作。

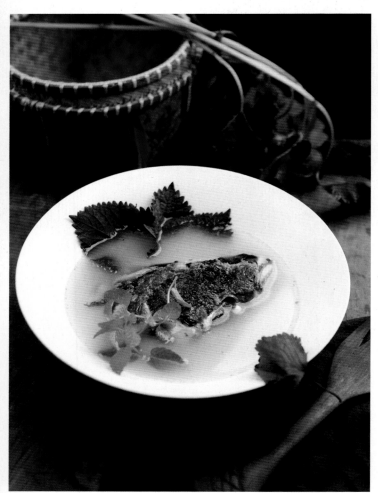

紫苏薄荷鱼头汤

 辛温辛凉巧配合，
美食保健相益彰。

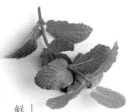

鲜薄荷叶

厨具	厨艺	分量	口味
煎锅	煎、煮	2～3人量	辛香

鲜紫苏叶

做法

- 大鱼头冲水洗净，对半切开。
- 煎锅烧热，加入花生油和生姜，再入鱼头煎至两面金黄。加入开水，煮至鱼汤乳白。
- 加入鲜紫苏叶、鲜薄荷叶、葱段和胡椒粉，调味即可。

专家点评

　　紫苏性味辛温，具有发表散寒、芳香化湿的功效，且能去鱼腥味。薄荷则性味辛凉，能发散风热、清利咽喉、疏肝解郁。两者搭配营养丰富的鱼头和能温中散寒的生姜、胡椒粉，补中有散，凉辛并用，享受美食的同时又能起到一定预防感冒的作用。

小贴士

　　鲜紫苏叶与鲜薄荷叶煮的时间以5分钟内为宜，时间长了辛散之性会减弱，解表的作用随之降低。

食材

大鱼头1个，鲜紫苏叶30克，鲜薄荷叶10克，葱段适量，生姜30～50克，胡椒粉、食盐、花生油适量。

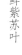

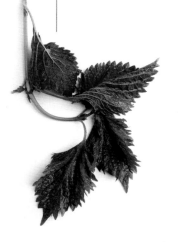

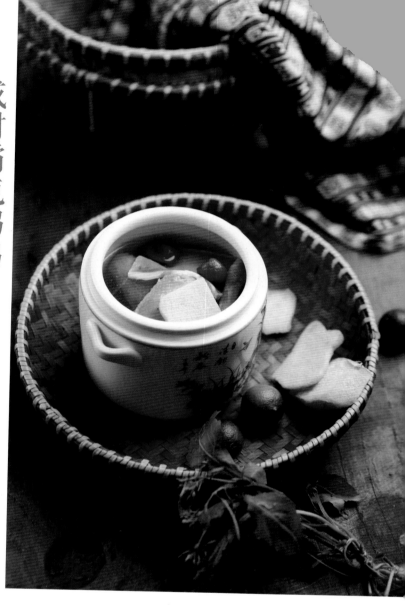

咸柑橘炖鹧鸪

熬夜上火咽喉痛，
反复咳嗽痰又多，
利咽消痰此方寻，
陈年柑橘效更优。

口味　甘香

分量　2~3人量

厨艺　炖

厨具　炖盅

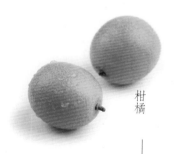

柑橘

食材

咸柑橘3个，鹧鸪1只，生姜3片，猪瘦肉150克，火腿3片。

做法

🥢 将食材洗净，放入炖盅内，加入4~5碗开水，炖1小时即可食用。

专家点评

　　柑橘味甘酸、性凉，入肺、胃经，具有理气、止咳、化痰等多种功效，经过盐腌制而成的咸柑橘更是化痰理气的佳品。鹧鸪有补中消痰的功效。柑橘和鹧鸪是理气化痰的上佳搭配，用此二者炖汤偏凉，故加生姜以调和，尤其适合咽痛、喉中有痰或咳嗽痰多者。

小贴士

　　咸柑橘是高盐食物，此汤无须加食盐调味。

坤宫半夜一声雷
蛰户花房晓已开

惊蛰

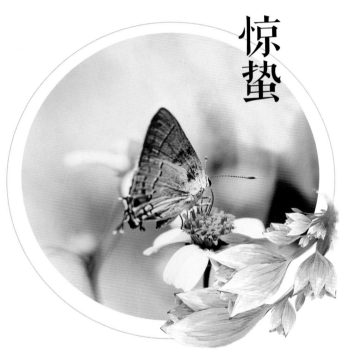

惊蛰为春季的第三个节气。古人认为，雷鸣动，蛰虫皆震起而出，故名惊蛰，即指春雷乍动，惊醒了蛰伏在土中冬眠的动物。农谚云："过了惊蛰节，春耕不能歇。"惊蛰在农忙上有着相当重要的意义，它意味着春耕的开始，农作物此时播种最为适宜。

代表寓意： 春耕的开始。

节气开端： 每年3月6日前后。

气候特点： 天气转暖，春雷乍响，万物萌动。

节气养生： 惊蛰春暖花开，万物萌动，人体亦然。护萌发之阳气，以使"正气存内、邪不可干"。保持心情畅达，避免熬夜以耗伤阳气。饮食以清补祛湿为主，配以甘润之品，以阴中求阳，助阳气生发。

推荐食材： 黑豆、枸杞子、黑蒜、绵茵陈、陈皮等。

推荐药膳： 黑豆养肝茶、黑蒜炖瘦肉、绵茵陈护肝汤等。

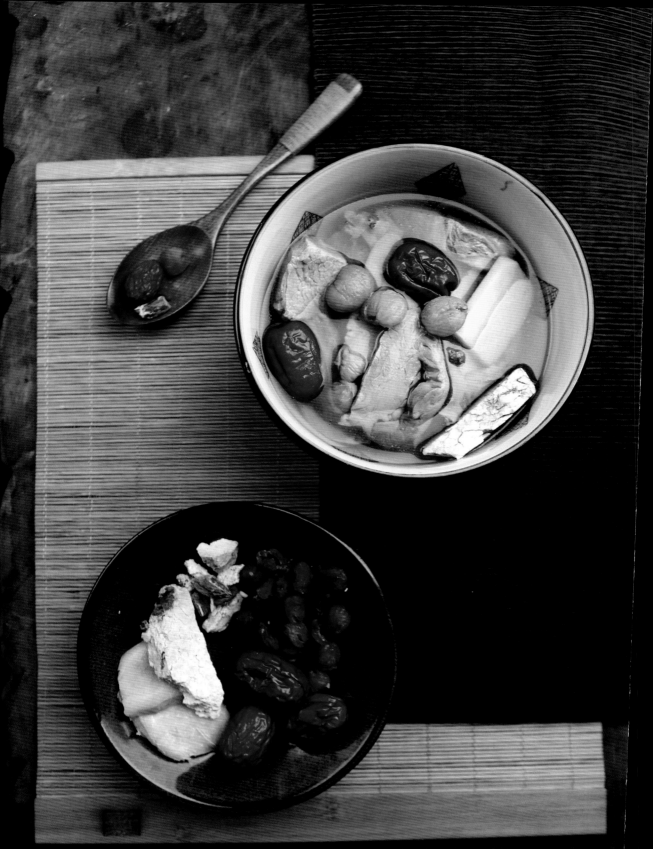

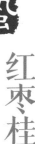

惊蛰

红枣桂圆茯神煲猪心

安神定心有靓汤，睡个好觉满心欢。

口味 清甜
分量 2~3人量
厨艺 煲
厨具 汤煲

茯神

桂圆肉

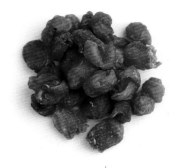

食材
猪心1个，茯神30克，红枣5个，桂圆肉30克，生姜3片，食盐适量。

做法
- 猪心剖开洗净、切片，焯水备用。
- 汤煲中加水烧开，放入所有食材，大火煮沸后，转小火煲50分钟，调味即可。

专家点评
　　猪心性平、味甘咸。清代医家王孟英著作《随息居饮食谱》中提到猪心能"补心，治恍惚、惊悸、癫痫、忧恚诸证"。茯神是茯苓菌核中间抱有松根的白色部分，祛湿的效果虽然较茯苓弱，但宁心安神的作用更强。以上两者搭配能补益心脾的桂圆肉，让汤水具有养心安神的效果，最适合平素容易自汗、心悸心慌、面色苍白、失眠多梦的人群食用。

小贴士
　　本品因含有猪内脏，血脂高、尿酸高的人士请勿过量食用。

黑豆养肝茶

推荐

年少白发扰心头，岁月催人容颜衰，补气还需治风药，留住青春不求人。

口味　香甜

分量　2~3人量

厨艺　煲

厨具　砂锅

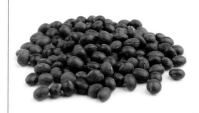

黑豆

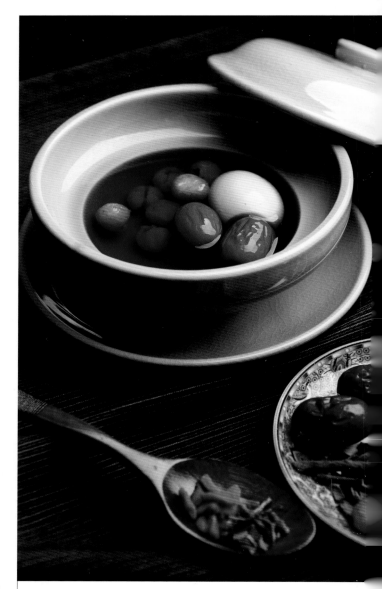

食材

黑豆30克，桑寄生和枸杞子各15克，桂圆肉5~8粒，去核红枣6枚，鸡蛋2~3个，生姜5片，红糖适量。

做法

🍲 黑豆温水浸泡30分钟后，捞起连同桑寄生、枸杞子、桂圆肉、红枣一起放入锅内，加水煮30分钟。

🍲 加入鸡蛋、生姜再煮约15分钟。将鸡蛋取出，剥掉鸡蛋壳，再把鸡蛋放入煮15分钟，加红糖调味即可。

专家点评

中医认为"血虚生风"，血虚之人往往在手脚冰冷、头晕眼花、心悸心慌、白头发多、月经量少、产后脱发等血虚症状上还伴有头痛怕风、皮肤瘙痒等问题，而在春天冷暖无常的天气里以上各种不适尤其明显。对此，中医提出"治风先治血"，通过黑豆养血乌发，桑寄生养肝血祛风湿，枸杞子、桂圆肉、红枣养血安神，各物相配而达到养血祛风的效果，尤其适合具有上述症状的人群食用，对于有美颜需求的女士也是不错的选择。

小贴士

湿热体质的人士请勿过量食用。

椰子炖鸡

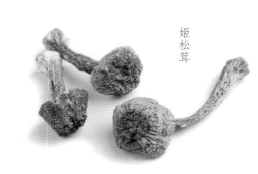

姬松茸

清润补益，鲜香诱人，适合气虚而易感冒、汗出、疲劳人士。

口味　香甜
分量　2~3人量
厨艺　炖
厨具　炖锅

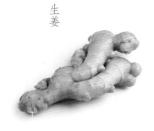

生姜

食材
椰子3个（每人1个），鸡半只（500克），生姜6片，姬松茸30克，食盐适量。

做法
- 将鸡洗净，去鸡皮及肥油，斩件，焯水备用。姬松茸用热水泡发。
- 椰子开盖，把鸡、姬松茸、生姜放入椰子内，加清水至八成满，盖上椰盖。
- 用面巾纸贴紧椰盖，放入锅内，文火隔开水炖2小时，调味即可。

专家点评
椰子性平、味甘，果肉能补虚强壮、益气祛风，而椰子水则能清润解渴。搭配甘温补虚的鸡肉以及能提高免疫力的姬松茸，整个膳食清润可口，最适合用于春天进补。

小贴士
实热证的人群慎选。

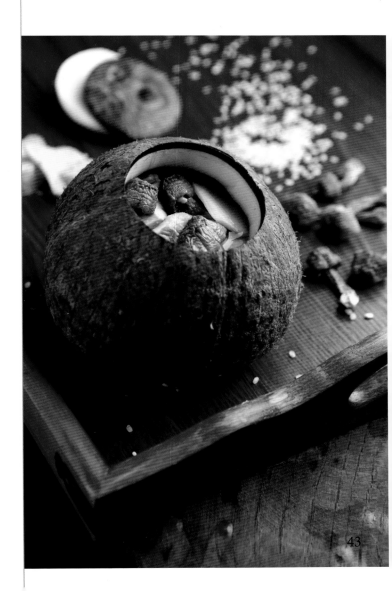

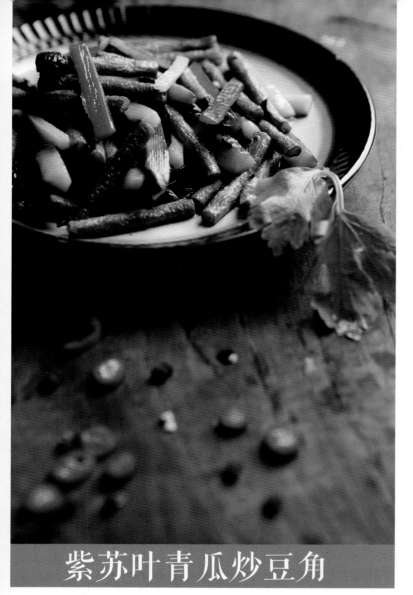

紫苏不仅是一种很好的香料，还是温中和胃理气的高手。

口味　清香
分量　3人量
厨艺　炒
厨具　炒锅

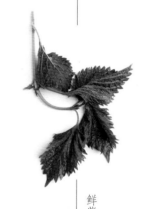

鲜紫苏叶

紫苏叶青瓜炒豆角

食材

鲜紫苏叶10克，青瓜300克，豆角100克，大蒜5粒，红菜椒、食盐、花生油适量。

做法

🥄 青瓜、红菜椒洗净切片，鲜紫苏叶洗净切碎，豆角洗净切段，大蒜剁成蒜蓉。

🥄 热锅下油，爆香蒜蓉与鲜紫苏叶，再下红菜椒、青瓜及豆角炒熟，调味即可。

大蒜

专家点评

　　春风易裹夹湿气而至，使人胃口不佳。现代饮食中过多的肉食也无形中增加了肠胃的负担，所以偶尔来一道素食是不错的选择。只是蔬菜瓜果多有性凉者，亦易损脾胃，故特别推荐紫苏一物，既能带出素食中的香气，又因其性温能中和食物之凉性，且能理气、宽中、和胃，是春季素食中不可多得的一种药食两用之物。

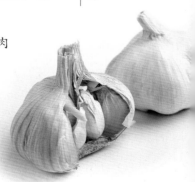

口味　香甜
分量　1人量
厨艺　炖
厨具　炖盅

红枣

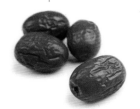

木瓜

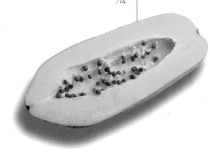

木瓜鲜奶汤

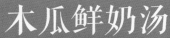

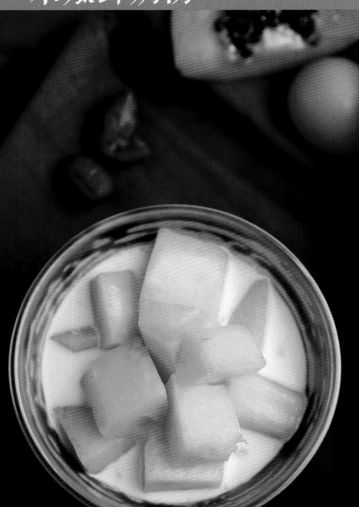

食材

木瓜半个，红枣3个，鲜牛奶250毫升，鸡蛋1个，冰糖适量。

做法

- 红枣洗净去核，木瓜去皮切块，鸡蛋打成蛋液。
- 将红枣、木瓜、冰糖一起倒入炖盅内，炖40分钟。
- 最后兑入鲜牛奶和蛋液，再炖5分钟即可食用。

专家点评

　　食用的木瓜性味平和，具有养颜美容的作用，加上益气养血的红枣和滋阴养颜的鲜奶，使本膳食不仅营养价值高，且味道鲜美，一般人群均可食用，尤其适合有美容护肤需求的女性。

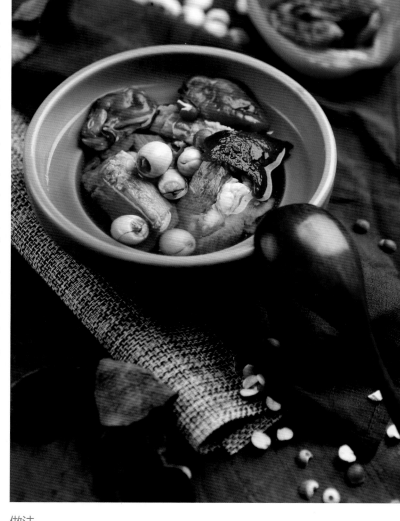

芡实陈皮莲子蚝豉煲排骨

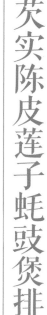

化裁中医名方，巧手煲出脾肾双补靓汤。

口味　香浓

分量　2~3人量

厨艺　煲

厨具　砂锅

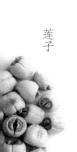

莲子

食材

芡实30克，莲子50克，陈皮1瓣，蚝豉5个，排骨300克，食盐适量。

芡实

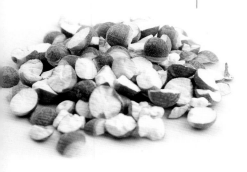

做法

- 上述食材洗净，排骨斩件、焯水。
- 锅中加清水烧开后，放入所有食材，小火煮1小时，调味即可。

专家点评

　　芡实、莲子、蚝豉均具有益精固肾的功效。中医名方金锁固精丸中就用到了芡实和莲子这两味中药。现代人工作压力大，喜熬夜少睡眠，加上饮食不规律，日久容易耗损脾肾而出现腰背酸软、疲倦乏力、注意力难以集中、易腹泻、白带或小便量多等。本膳食能补益脾肾、收敛固涩，对于上述人群尤为适宜。

小贴士

　　甲状腺功能亢进病情未控制的人士不宜加蚝豉。

五指毛桃陈皮煲猪脊骨

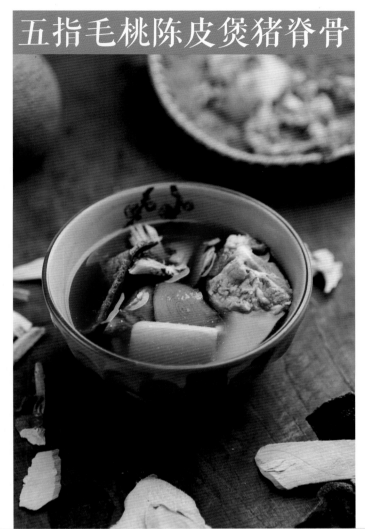

南芪有奇香，补气却温和，搭配广陈皮，扶正又祛邪。

五指毛桃

口味　清香

分量　2～3人量

厨艺　煲

厨具　汤煲

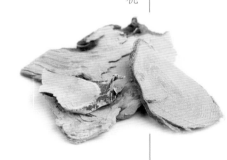

食材

猪脊骨300克，五指毛桃（又名南芪）100克，陈皮1瓣，生姜3片，食盐适量。

做法

🥢 猪脊骨洗净、焯水，与五指毛桃、陈皮、生姜一起放入汤煲内。

🥢 倒入开水，大火烧开后改小火煲1小时，调味即可。

专家点评

国医大师、广州中医药大学教授邓铁涛认为五指毛桃能益气补虚，作用虽然和北芪相似，但是药性却比北芪温和，具有化湿行气、舒筋活络、祛痰平喘的功效，是岭南中药中难得的一味佳品。五指毛桃搭配陈皮、生姜和猪脊骨煲汤，益气而不上火，补气而不提气，扶正而不碍邪，十分适合岭南地区常见的气虚夹湿、虚不受补体质人群食用。

小贴士

五指毛桃虽然药性温和，但在具有明显热性症状如口臭、大便干硬等的情况下，还是建议酌情减量使用。

柚子皮小炒

 理气消食佳品。

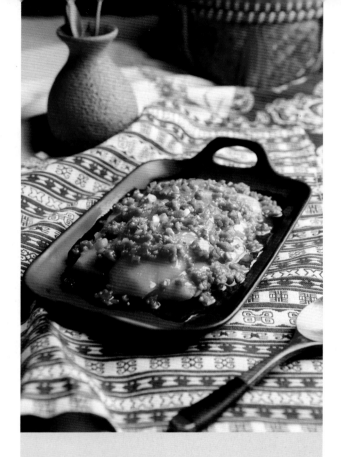

厨具 炒锅

厨艺 炒

分量 2~3人量

口味 辛香

青辣椒

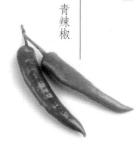

食材

柚子皮1个，肉末50克，青、红辣椒各1只，姜、蒜、葱花、花生油、食盐、生抽适量。

柚子

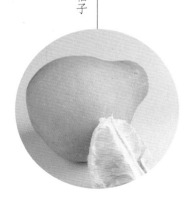

做法

- 柚子皮去掉外层青皮，将白色部分切成小块，用开水浸泡冷却后，挤干水分，再用冷水洗3遍（每次都要挤干水分），最后泡在凉水中过夜备用。
- 把青、红辣椒和姜、蒜切碎备用。锅内加油炒熟肉末，捞起备用。
- 把配料入锅爆香，加入肉末和挤干水分的柚子皮翻炒，生抽调色，炒熟加葱花即可。

专家点评

柚子皮味甘、性稍寒，具有理气消食、润肠通便等功效。平素吃多、吃腻了，用柚子皮做菜是不错的选择。柚子的肉可以做饭后水果，皮可做菜，皮和肉都有消食之效，可谓一举两得，一点都不浪费。

小贴士

柚子皮吸水力很强，加入柚子皮翻炒后，可加适量清水。柚子皮性稍寒，体质虚寒之人烹调本菜品时，可多加生姜。

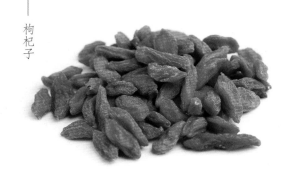

枸杞子

菊花

用眼耗肝血，养眼先养肝。

口味　清甜
分量　3人量
厨艺　炖
厨具　炖盅

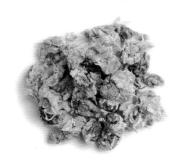

杞子菊花炖乌鸡

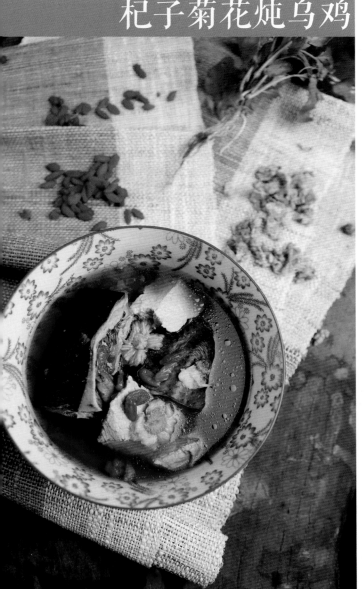

食材

乌鸡半只（500克），猪瘦肉150克，枸杞子20克，菊花10克，食盐适量。

做法

- 枸杞子、菊花用温水浸泡。乌鸡斩件洗净，焯水备用。
- 所有食材一起放入炖盅内，加入适量开水，隔水炖1.5小时，调味即可。

专家点评

　　乌鸡能补虚劳羸弱、养血益精，搭配滋补肝肾又能明目的枸杞子、清肝明目的菊花，清与补兼具，特别适合体质虚弱又易上火，容易眼睛干涩、头晕眼花的人士。

小贴士

　　脾胃虚寒、食少泄泻者可加适量生姜。

莲藕肉饼

口味　浓郁
分量　2～3人量
厨艺　蒸
厨具　蒸锅

细软却有嚼劲，家常而不普通。

食材

莲藕250克，猪瘦肉250克，鱿鱼、姜蓉、花生油、食盐、生抽、生粉适量。

做法

- 莲藕洗净，和猪瘦肉、鱿鱼一同剁碎，加入姜蓉、花生油、食盐、生抽和生粉搅匀。
- 锅内加油，入肉饼蒸熟即可。

专家点评

　　生莲藕能清热生津、散瘀止血，熟莲藕则能健脾开胃、养血生肌，所以熟莲藕尤其适合作为家庭日常膳食之用。配合猪瘦肉和鱿鱼，风味极佳，一试难忘。

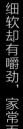

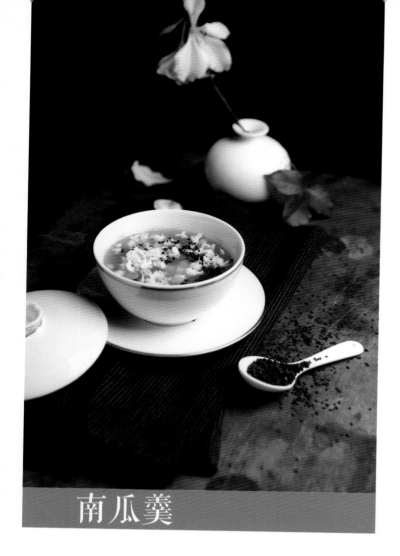

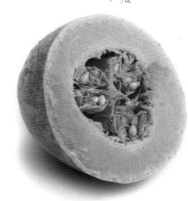

南瓜羹

食材

南瓜200克，豆腐半块，芹菜、松子仁、芝麻、面包干、麻油适量。

做法

🥄 将南瓜去皮，蒸熟捣烂后，放入锅中，加适量温水，煮成稠糊状。

🥄 豆腐切小块，芹菜切粒，放入南瓜羹中，混匀煮熟。

🥄 盛碗调味，撒上松子仁、芝麻和面包干，加入少许麻油，即可食用。

专家点评

　　南瓜性温、味甘，有润肺化痰、益气通便的功效。豆腐味道清淡，含有丰富优质蛋白，而且钙含量丰富。如果不喝牛奶，通过多吃豆腐来补钙也是一个不错的选择。芹菜辛香，调色调味。加上松脆可口的松子仁、芝麻、面包干，整个菜式口感极佳。

小贴士

　　非素食者可加适量肉碎入南瓜羹中同煮，味道更鲜。

51

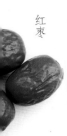

红枣

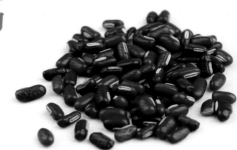

赤小豆

祛湿五虎汤

初春阴冷潮湿的天气，家中预防感冒的饮品。

口味　甘甜微辣

分量　1人量

厨艺　煲

厨具　砂锅

食材

赤小豆50克，生姜30克，红枣8~10个（去核），连须葱白3根，陈皮1瓣，红糖适量。

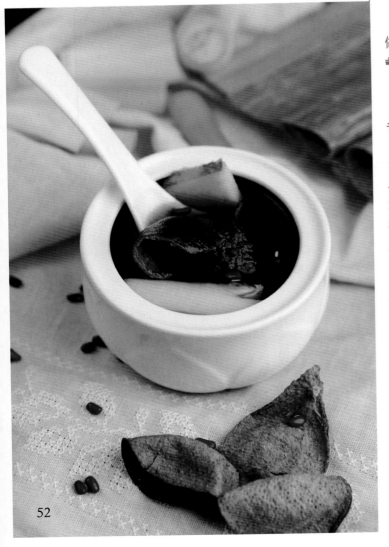

做法

🥄 食材洗净，一同放入锅内，加入适量开水，煮30分钟，再放入红糖煮10分钟即可。

专家点评

五虎汤是名老中医李可的感冒经验方，原方由黑豆、核桃、生姜、红枣、葱白组成。我们根据南方湿气困重的地方特点，将其稍做加减形成了祛湿五虎汤。本膳食中，赤小豆健脾祛湿、利水消肿，陈皮行气化湿，生姜解表散寒，葱白发汗解表，红糖、红枣补中益气扶正。各物合用，能解表、散寒、祛湿而不伤正，十分适合春天阴雨绵绵、寒温无常的天气保健食用。

小贴士

如平素体质虚弱可加黑豆30克，怕风、流涕明显加鲜紫苏叶10克，咽干咽痛加鲜薄荷叶5~10片。本膳食供预防感冒使用，不能代替正式的感冒药，如已有明显感冒症状请及时就诊。

绵茵陈护肝汤

「潮气」困身头沉重，
茵陈除湿「朝气」来。

口味　清甜
分量　2～3人量
厨艺　煲
厨具　汤煲

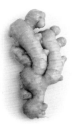

生姜

食材

猪横脷1条，绵茵陈30克，陈皮1瓣，生姜数片，蜜枣3个，食盐适量。

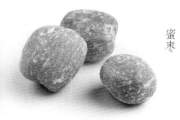

蜜枣

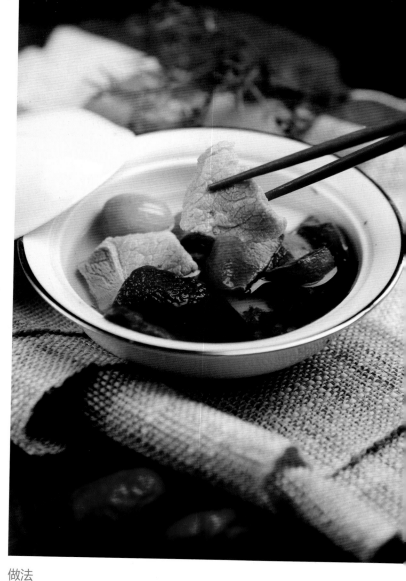

做法

- 猪横脷洗净，刮去油脂，焯水。
- 汤煲内加水烧开，放入食材，大火煮沸后，改小火煲1小时，调味即可。

专家点评

绵茵陈芳香味苦辛、微寒，能清热、利湿、退黄，如果和辛温药物搭配还能祛寒湿。本汤以绵茵陈搭配助消化的猪横脷，健脾和胃的陈皮、生姜、蜜枣，十分适宜湿热体质而见口干口苦、小便黄以及春天经常自觉湿气重、易感冒的人群食用。

小贴士

脾胃虚寒者可适当增加陈皮和生姜分量，或加炒扁豆15～30克加强祛湿力。

豆腐辣子鱼

 对抗"倒春寒"的美食。

厨具 厨艺 分量 口味

蒸锅、炒锅

蒸、炒

2~3人量

香辣

指天椒

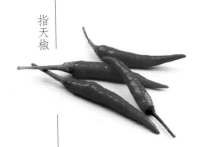

食材

豆腐2块，鱼腩500克，指天椒3~5只，青辣椒5只，花椒3~5克，生姜蓉20克，葱花、食盐、花生油、生抽适量。

花椒

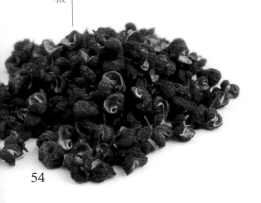

做法

- 将豆腐切成小块，铺于碟子上。鱼腩洗净铺于豆腐上。放入蒸锅内隔水蒸8~10分钟，待鱼肉蒸熟后取出，倒掉碟中的水。
- 炒锅加油，入指天椒、青辣椒、花椒、生姜蓉爆香，趁热浇在鱼腩及豆腐上，淋上生抽，撒上葱花，即可上桌。

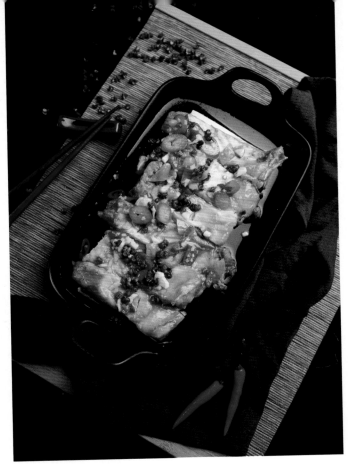

专家点评

　　花椒能上入于肺，发汗散寒；中入于脾，暖胃燥湿消食；下入命门，补火治气上逆。加上温中散寒的青辣椒和指天椒，菜品辛辣味道非常强烈。而辛品能发散，通利肺气，预防感冒，发汗解表，能助祛湿，用来煮鱼还能去其腥、存其鲜，可谓物尽其用。对于虚寒体质或者在春天经常犯困的人士，经过辣味的发散后，能祛除部分湿气，人会觉得清爽自然。此菜品十分适合回南天食用。

小贴士

　　阴虚体质、易上火的人群请勿过量食用。

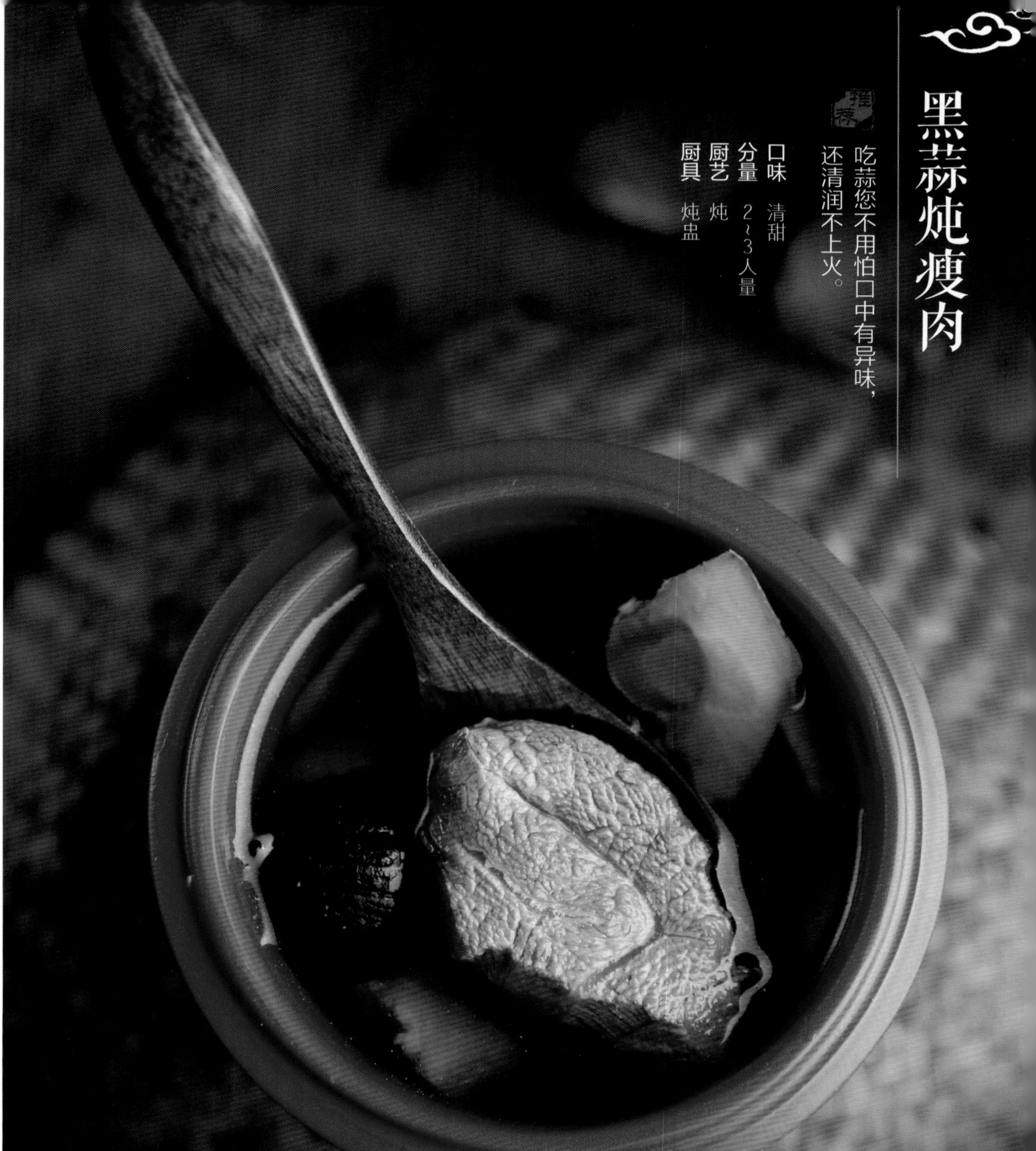

黑蒜炖瘦肉

吃蒜您不用怕口中有异味，还清润不上火。

口味　清甜
分量　2~3人量
厨艺　炖
厨具　炖盅

食材

黑蒜3个，猪瘦肉300克，生姜3片，食盐适量。

做法

- 用刀背敲打猪瘦肉至肉质松软，放入炖盅内用温开水浸泡10分钟。
- 把黑蒜剥开，同生姜一并放入炖盅内，隔水炖1小时，调味即可。

专家点评

　　黑蒜又名发酵黑蒜，是新鲜生蒜发酵后的产品，味道微甜之余蒜味比普通大蒜弱很多。搭配性味平和、补肾滋阴的猪瘦肉，整个膳食清润而不上火，老少皆宜，适合虚不受补的人群。

55

几处早莺争暖树
谁家新燕啄春泥

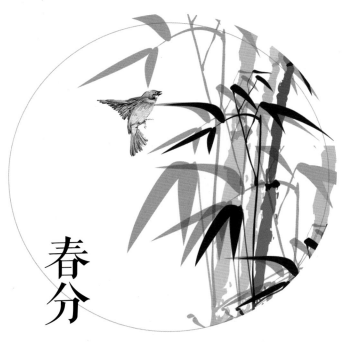

春分

春分为春季的第四个节气，也是春季九十天的中分点。古人认为，约行周天，南北两半球昼夜均分，又当春之半，故名春分。春分阴阳各半，昼夜均而寒暑平。此时太阳直射地球赤道，昼夜几乎相等。南北半球则季节相反，北为春分，南为秋分。其后阳光直射位置逐渐北移，北半球开始昼长夜短。

代表寓意：昼夜平分，阴阳各半。

节气开端：每年3月21日前后。

气候特点：杨柳青青，莺飞草长，小麦拔节，油菜花香。

节气养生：春分养生贵在平衡。作息既不劳而伤神，也不过于安逸；情志既不亢奋高昂，也不抑郁难舒；饮食既不饱食过度，也不忍饥挨饿。一切以平和为贵，使人与天地处于平衡状态，则百病无从而生。

推荐食材：玫瑰花、茉莉花、鸡蛋花、燕麦、赤小豆等。

推荐药膳：三花茶、燕麦薏米煮鸡柳、赤小豆当归鲫鱼汤等。

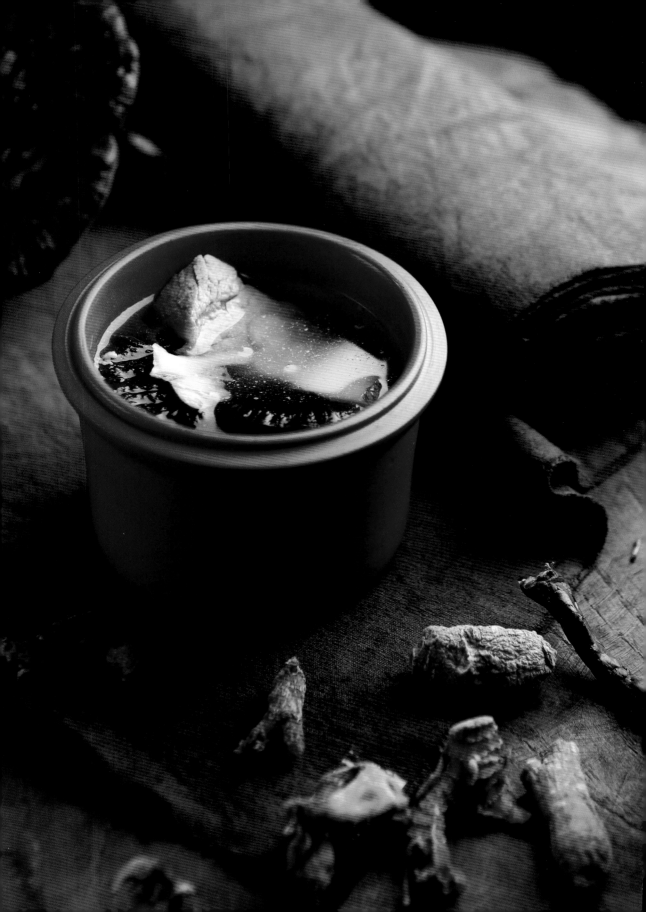

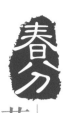

春分

花旗参灵芝炖海螺头

补气生津增免疫，献给为家日夜操劳的「Ta」。

口味　清香
分量　2~3人量
厨艺　炖
厨具　炖盅

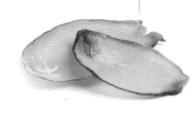

海螺头

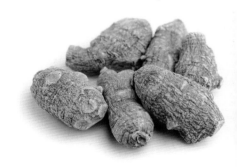

花旗参

食材

花旗参和灵芝各15克，干海螺头3个，猪瘦肉300克，生姜3片，食盐适量。

做法

- 上述食材洗净，海螺头与猪瘦肉焯水。
- 所有食材放入炖盅内，小火炖2小时，调味即可。

专家点评

　　花旗参又名西洋参，味甘、性寒，具有益气养阴的功效。灵芝素有"仙草"的美名，富含灵芝多糖和灵芝多肽，具有延缓衰老、提高免疫力的作用。花旗参和灵芝，搭配甘寒明目的海螺头煲汤，抗疲劳明目之余还尤其适合平素气阴两虚而又容易上火，见心神不宁、心烦失眠的人群食用。

小贴士

　　阳虚体质，脾胃不耐寒凉者请勿过量食用。

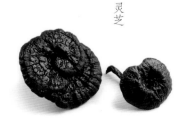

灵芝

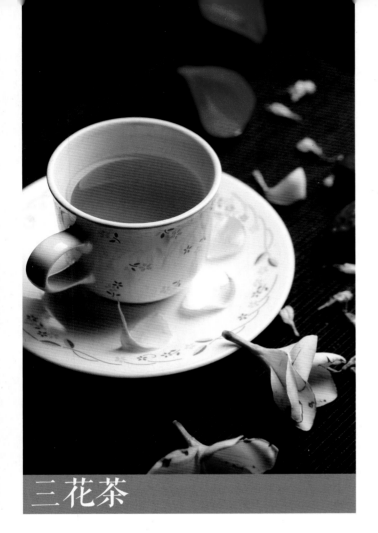

花香沁心田，花色悦眼目，
花姿解郁结，花气养容颜。

口味　清香
分量　2~3人量
厨艺　泡
厨具　茶壶

玫瑰花

三花茶

食材

玫瑰花、茉莉花和鸡蛋花各3克，大枣
2个（去核）。

做法

🍵 将食材放入茶壶中，先用温水泡洗
一次，去水，再加入热开水浸泡数
分钟即可饮用。

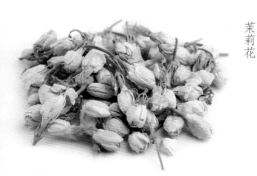

茉莉花

专家点评

《本草正义》记载："玫瑰花，香气最浓，清
而不浊，和而不猛，柔肝醒脾，流气和血，宣通窒
滞而绝无辛温刚燥之弊。"茉莉花味辛甘、性温，
具有和中下气、理气开郁、芳香辟秽的作用。鸡蛋
花味甘微苦、性凉，能清热利湿。三种花类搭配，
芳香怡人，加上益气养血的大枣，能芳香去浊、缓
解疲劳、舒畅心情、解散体内郁气，并可健脾养
肝、祛除湿邪，是春季茶饮中的首选之一。

小贴士

平素饮酒多的朋友可加葛花3克，有醒酒解酒之
功效。

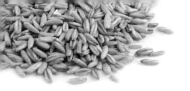

燕麦

燕麦薏米煮鸡柳

推荐

摆脱水桶腰从健康饮食开始。

口味　清甜
分量　2~3人量
厨艺　煮
厨具　砂锅

薏米

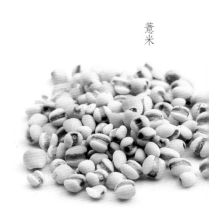

食材
燕麦150克，薏米100克，鸡柳200克，生粉、花生油、食盐适量。

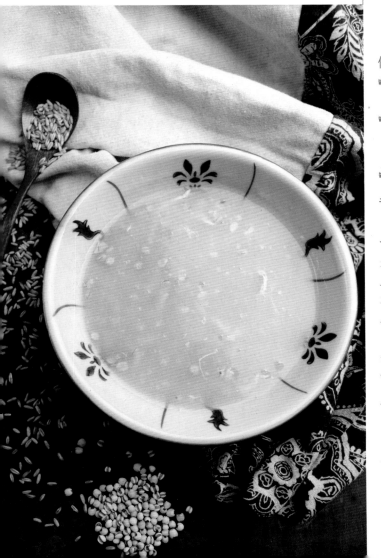

做法
- 鸡柳切成丝状，用生粉、花生油、食盐腌制备用。
- 将适量清水加入锅内煮沸，放入燕麦和薏米，煮45分钟左右，至燕麦熟软成粥样。
- 加入鸡柳，煮熟调味即可。

专家点评
　　燕麦中的β−葡聚糖有很好的调节血脂的作用，每天摄入60克燕麦的同时配合低脂饮食，可一定程度降低坏胆固醇（低密度胆固醇）水平。薏米甘淡微寒，能利水消肿、健脾祛湿。两者搭配脂肪含量比较低的鸡柳，是糖尿病、高脂血症、心脑血管疾病的高危人群和虚性肥胖人士的保健膳食。

小贴士
　　脾胃虚寒、易腹泻的人士可以加适量生姜片一起烹煮；最好选择加工较少，煮后仍有嚼劲的纯燕麦。

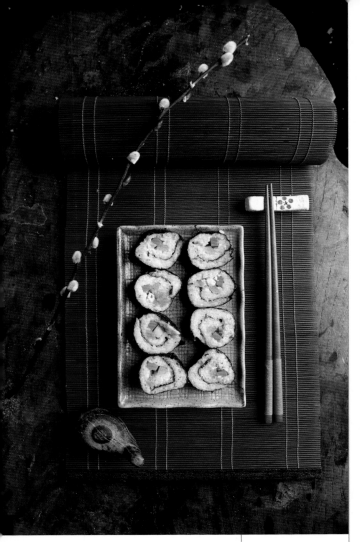

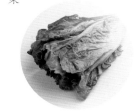
生菜

食材

寿司专用紫菜3张，胡萝卜半个，青瓜半个，生菜梗3~5片，鸡柳100克（3人量），芥末、花生油、食盐、寿司酱油、沙拉酱、番茄酱适量。

做法

- 把胡萝卜、青瓜、生菜梗洗净，切细条状，温开水冲洗备用；鸡柳切丝调味用花生油炒熟。
- 把紫菜剪成16开（普通杂志大小）的小方块，放入各种食材，卷成圆筒状。
- 根据个人口味调味即可。

专家点评

紫菜是海中的珍品，性味甘咸寒，入肺经，能化痰软坚、清热利水，具有低热量、高纤维的特点，是爱美女性可放心食用的美味小食。配合热量低的胡萝卜、青瓜、生菜，尤其适合需要减肥的人士。

小贴士

素食者不加鸡柳即可。脾胃虚寒者，可加姜丝。因为沙拉酱和番茄酱热量都很高，故需要控制体重者，推荐用芥末、寿司酱油。

 推荐

紫菜卷

周末假日与家中小孩可以共同参与完成的美食。

口味　清爽

分量　2~3人量

厨艺　炒、拌

厨具　炒锅

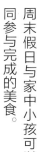

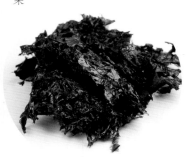
紫菜

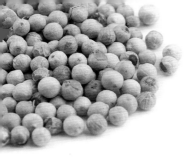

胡椒

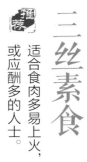

三丝素食

适合食肉多易上火，或应酬多的人士。

口味　清香
分量　2~3人量
厨艺　煮
厨具　砂锅

生菜

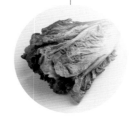

食材

绿豆芽、青瓜和生菜梗各150克，生姜50克，番茄3个，花生油、食盐、胡椒粉、麻油适量。

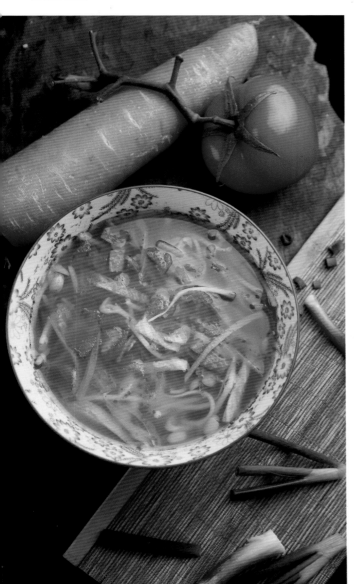

做法

- 番茄切成小块，入锅加水煮烂成酱。青瓜、生菜梗、生姜切丝备用。
- 加适量清水到另一锅内煮沸，加适量花生油、食盐，将绿豆芽煮5分钟，捞出备用。
- 把青瓜丝、生菜梗丝、绿豆芽、生姜丝加入番茄酱中，煮开后熄火，保持食材的鲜脆口感。
- 食用前加适量食盐、麻油和胡椒粉调味。

专家点评

番茄含抗氧化的番茄红素，煮熟后更利于人体吸收；绿豆芽、青瓜和生菜梗有助于清胃肠积热；配以生姜和胡椒粉温中和胃，多吃不寒凉。除了素食的朋友外，还特别适合平日应酬过多、肉食过多、胃肠积热而见口干多饮、牙龈肿痛、口腔溃疡、面长痤疮的人士。

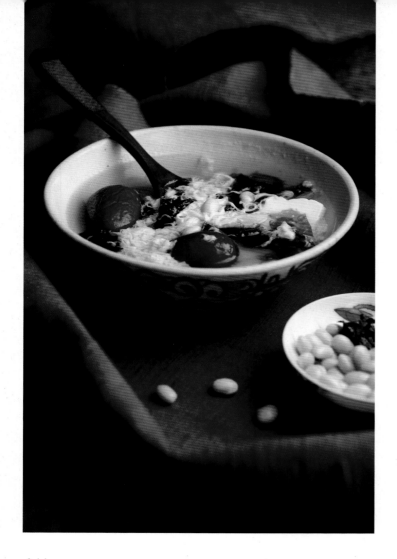

腹胀饱滞不用怕，
一款素食清除它。

口味　清甜
分量　2~3人量
厨艺　煮
厨具　砂锅

黄豆

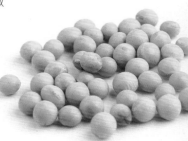

食材

紫菜5克，豆腐1块，黄豆100克，红枣3~5个，鸡蛋2个，生姜3片，胡椒粉、食盐少许。

做法

🥢 豆腐切小块，红枣去核，鸡蛋搅成蛋液，紫菜剪开。

🥢 锅里加入适量清水，放入黄豆、红枣、生姜煮30~40分钟，再放入豆腐块和紫菜煮约5分钟。

🥢 关火后，放入鸡蛋液和胡椒粉，拌匀，调味即可食用。

专家点评

　　紫菜有化痰软坚、清心除烦、利水除湿的作用，搭配都是优质蛋白的黄豆和鸡蛋，以及降胃火的豆腐，营养价值非常高。再加上适量的红枣、生姜、胡椒粉，正好中和素汤的寒凉之性，同时促进脾胃消化。整个膳食黑白相间，红枣点缀，口感味道俱佳，制作过程简便，是一家大小都能享用的家常膳食。

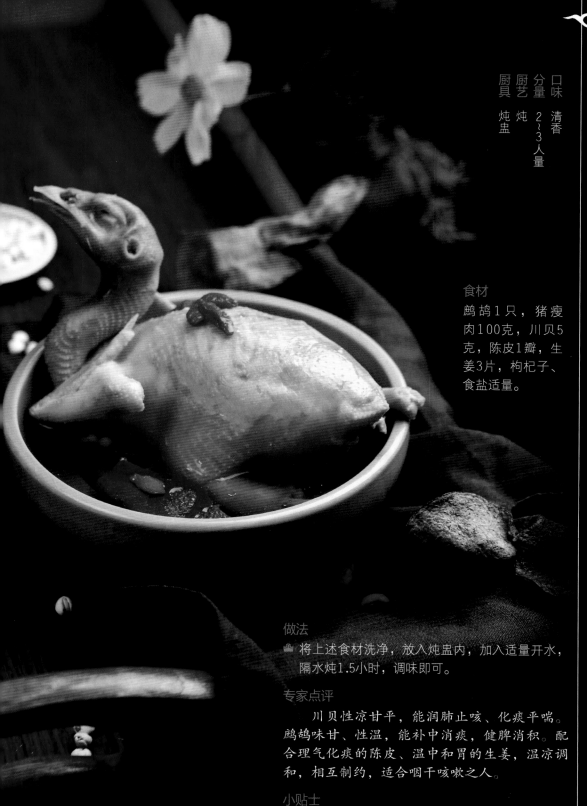

川贝陈皮炖鹧鸪

口味　清香
分量　2~3人量
厨艺　炖
厨具　炖盅

老慢支福音，止咳润肺，化痰平喘。

食材

鹧鸪1只，猪瘦肉100克，川贝5克，陈皮1瓣，生姜3片，枸杞子、食盐适量。

做法

将上述食材洗净，放入炖盅内，加入适量开水，隔水炖1.5小时，调味即可。

专家点评

川贝性凉甘平，能润肺止咳、化痰平喘。鹧鸪味甘、性温，能补中消痰，健脾消积。配合理气化痰的陈皮、温中和胃的生姜，温凉调和，相互制约，适合咽干咳嗽之人。

小贴士

《随息居饮食谱》提到鹧鸪性属火，所以与性凉之川贝搭配。

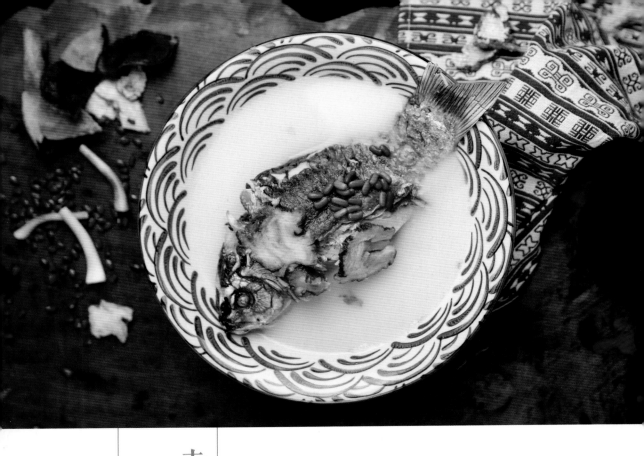

赤小豆当归鲫鱼汤

推荐

赤豆当归散，化作美味汤，痤疮不用怕，皮肤光又滑。

口味　鲜甜
分量　2~3人量
厨艺　煎、煲
厨具　煎锅、汤煲

当归

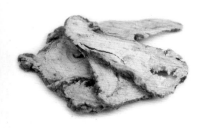

食材

赤小豆50~80克，当归15~30克，鲫鱼1条（约300克），生姜5片，陈皮1瓣，食盐、花生油适量。

做法

🍲 锅内入生姜、花生油，将宰好洗净的鲫鱼两面煎至微黄后，加入开水煮10分钟。

🍲 把鱼和汤转入汤煲，加适量开水，将赤小豆、陈皮、当归放入煲内，煮40~50分钟，调味即可。

专家点评

　　赤小豆和当归的配伍来源于中医经典处方赤豆当归散。赤小豆性平、味甘，具有祛湿利水的功效。当归味甘、性辛温，能补血活血。两药合用可以清热活血、祛瘀生新。加上陈皮行气化湿，生姜温中和胃、去除鱼腥，整个汤膳能补虚祛湿，特别适合痰湿或湿热体质，见反复痤疮、印迹不退、皮肤油腻以及痛经兼白带色黄者。

小贴士

　　热重于湿的人士可加槐花或金银花。孕妇不作推荐。

冬菇

红枣

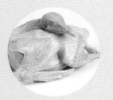

乳鸽

冬菇乳鸽焗饭

推荐

春天也需要一份益气养血的焗饭。

口味　咸香
分量　2～3人量
厨艺　焗
厨具　电饭煲

食材

丝苗米150克，乳鸽1只，冬菇3个，红枣3个（去核），菜心、姜蓉、葱花、花生油、麻油、生抽、食盐适量。

做法

- 乳鸽斩小件，洗净沥干；冬菇泡发切丝；红枣切丝。把乳鸽、冬菇、红枣混匀，加入姜蓉、花生油、生抽、食盐腌制15分钟。
- 丝苗米淘洗干净，加水煮饭。饭熟前10分钟放入上述食材。
- 饭熟后再焗10分钟。食用时撒点葱花或加点麻油，味道更香。

专家点评

　　鸽肉味咸、性平，入肝、肾经，能滋补肝肾、补益气血、祛风解毒。冬菇作为菌类食物，能调节免疫、抗疲劳。使用焗饭的烹调方法，最大限度地保留了这两种美味食材的营养，特别适合气血不足而见手足不温、面色苍白的人士。

小贴士

　　易上火的人士请勿过量食用。

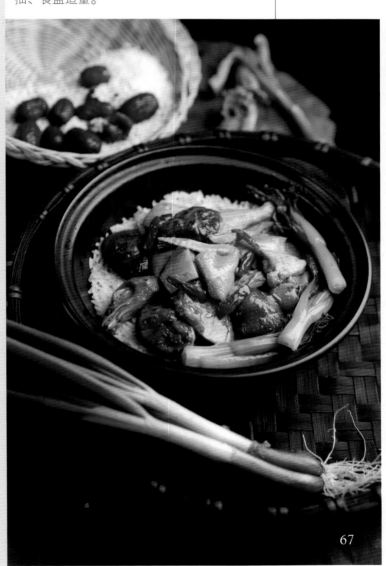

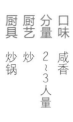

推荐

温阳补虚解春困，不可错过。

口味 咸香

分量 2~3人量

厨艺 炒

厨具 炒锅

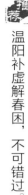

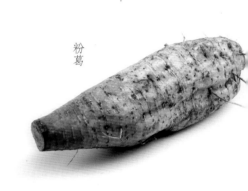

粉葛

韭菜粉葛丝炒鲜河虾

食材

韭菜150克，粉葛250克，小河虾100克，红菜椒、花生油、食盐适量。

做法

☙ 韭菜洗净切段，红菜椒、粉葛洗净切丝，小河虾洗净。

☙ 在锅内加入花生油，小河虾爆炒，起锅备用。锅内加入粉葛爆炒至快熟时，入韭菜、红菜椒、小河虾，适量食盐调味，炒熟即可。

专家点评

中医认为，韭菜味甘辛、性温，能补肾壮阳、益肝健胃、润肠通便。粉葛味甘辛、性平，能解肌退热、生津止渴、升阳止泻。两者搭配鲜美又能温阳的河虾，尤其适合阳虚体质或容易犯春困的人士。

小贴士

阴虚火旺或易上火人群请勿过量食用。因本膳食温阳作用强，不宜边食用边喝酒，以免上火。

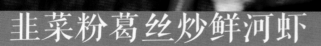

韭菜

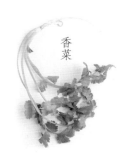

香菜

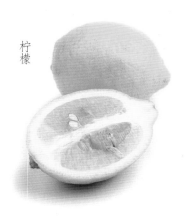

柠檬

口味 香甜

分量 2~3人量

厨艺 煎、煲

厨具 煎锅、汤煲

 价廉物美，搭配得宜，酸甜可口，春困全消。

鱼骨汤

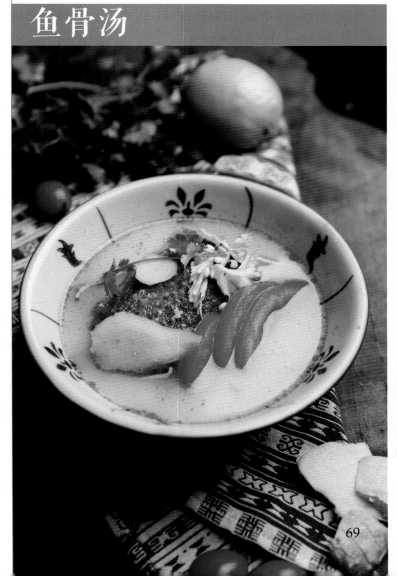

食材

大鱼或草鱼的鱼骨300~350克，薏米50克，番茄3个，生姜5片，柠檬1/4个，香菜、胡椒粉、食盐、花生油适量。

做法

🥄 食材洗净，鱼骨、番茄切块。锅内入花生油，爆香生姜，放入鱼骨，两面煎香后。

🥄 将鱼骨放入汤煲中，加入薏米、适量开水，煮30~40分钟，至汤色奶白，放入番茄煮5~10分钟。

🥄 最后放入香菜，食盐、胡椒粉调味。饮汤前滴入少许柠檬汁即可。

专家点评

维生素C在番茄和柠檬中大量存在，虽然经过加热，但大部分还是会得到保留，而且在柠檬带来的稍偏酸性环境下更易保存。本膳食中薏米淡渗利湿，番茄健胃消食，生姜温中和胃、去鱼腥味，加上香菜与柠檬的调味，使鱼骨汤味道更加出众，尤其适合回南天身体困重的人士。

小贴士

因有薏米，怀孕早期的妇女不建议饮此汤，或用赤小豆代替薏米。

69

凉拌京葱木耳

常吃葱，人轻松，
再加木耳血管通。

口味	分量	厨艺	厨具
清爽	2～3人量	凉拌	炒锅

黑木耳

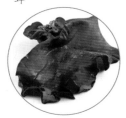

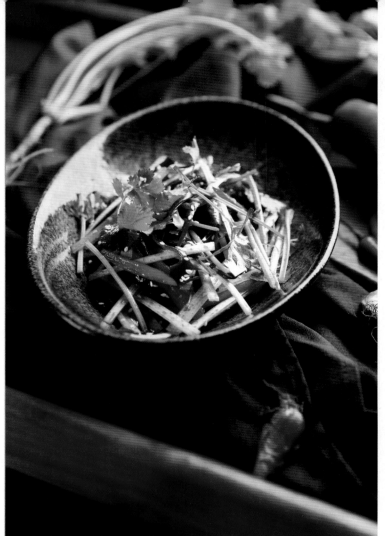

食材

京葱1根，干木耳1两，香菜、红辣椒少许，陈醋、生抽、辣椒油、蒜蓉、食盐、砂糖、白芝麻适量。

做法

- 京葱洗净切丝，干木耳用温水浸泡约1小时后洗净。两种食材下水焯熟。
- 往京葱和木耳中加入各种调料、蒜蓉搅匀，最后撒上白芝麻即可。

专家点评

京葱也称大葱，为百合科葱属的多年生草本植物，味辛、性微温，可发汗解表、散寒通阳，主治风寒感冒、头痛鼻塞等症。民间有"大葱治百疾""常吃葱，人轻松"等谚语，搭配补益气血、软化血管的木耳，还能清肠胃、治便秘，特别适合便秘、心脑血管疾病高危人群。

大葱

小贴士

怕辣的朋友可以用麻油代替辣椒油。

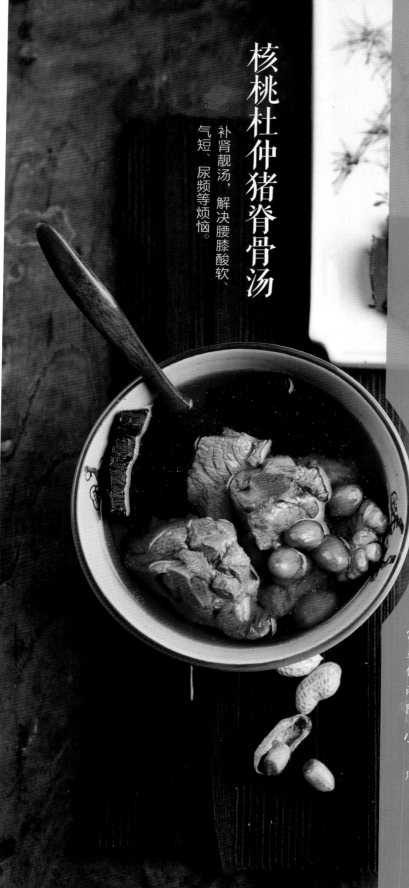

核桃杜仲猪脊骨汤

补肾靓汤，解决腰膝酸软、气短、尿频等烦恼。

口味　香浓

分量　2~3人量

厨艺　煲

厨具　汤煲

食材

核桃肉和杜仲各30克，花生肉50克，猪脊骨500克，生姜5片，食盐适量。

做法

- 杜仲洗净，和核桃肉、花生肉一起用温水浸泡30分钟。猪脊骨斩块洗净，焯水。
- 汤煲内加适量清水，大火煮开，放入上述食材和生姜后，改小火再煮2小时，调味即可食用。

专家点评

补肾其实不仅男士需要，女士也一样需要。肾主水，主纳气，生髓，主骨，开窍于耳，其华在发。当有腰膝酸软、气短、夜尿频、听力下降、头发早白等症状时，就有可能是肾虚，这时候就需要一碗补肾靓汤。核桃能补肾益精、纳气定喘、润肠通便；杜仲能补肝肾、强筋骨、安胎。此两味都是比较经典、常见的补肾阳煲汤料。

小贴士

易上火的人士请勿过量食用。

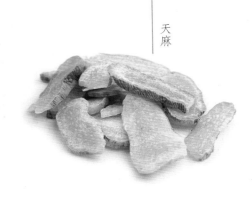

天麻川芎红枣炖鱼头

（推荐）

定风草，息头风，头晕头痛不用愁。

口味　香浓
分量　2~3人量
厨艺　煎、煮、炖
厨具　煎锅、炖盅

天麻

食材

大鱼头1个，天麻15~30克，川芎15克，红枣6个，生姜30克，花生油、食盐适量。

做法

- 红枣去核，生姜去皮切片，天麻、川芎洗净备用。
- 鱼头洗净，切成两半，入锅香煎后，加适量开水煮10分钟，至汤变乳白色。
- 将上述食材和鱼头、鱼汤一起放入炖盅内，隔水炖1小时，加食盐调味即可。

专家点评

春天属于万物欣欣向荣的季节，人体的阳气经过一个冬天的潜藏也逐渐呈现向上向外升发的过程。但有些朋友可能因为冬天阳气潜藏得不好，春天反而阳气不能顺应天地之气升发，经常觉得头晕头痛、昏昏沉沉。中医认为这种情况属"头风"，与肝木疏泄失常相关。天麻又称定风草，能平肝息风、祛风通络，搭配活血行气、祛风止痛的川芎，对风寒外感、痰湿上泛引起的头痛（西医病名偏头痛、血管神经性头痛、脑动脉硬化性头痛等）十分适合，也适用于女性经前经后的头晕头痛。

小贴士

风热外袭、肝火内盛、阴虚火旺者不宜食用。

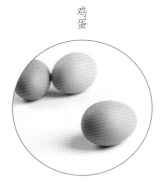

鸡蛋

口味　清香

分量　2~3人量

厨艺　煎、煮

厨具　煎锅

食材

鲜艾叶200克，鸡蛋4个，生姜30克，胡椒粉、葱花、食盐、花生油适量。

做法

- 鸡蛋打成蛋液，加入切碎的生姜、胡椒粉、食盐混合均匀。
- 锅内加入花生油，把混合好的蛋液倒入锅内煎成蛋饼，再切成小块。
- 加入开水煮10分钟，再放入鲜艾叶，煮3~5分钟，加入葱花，调味即可。

专家点评

　　平时大家对于艾草并不陌生，艾条能用来艾灸保健，艾叶能用来沐足助眠，但是对于药膳中的艾叶，大家又了解多少呢？艾叶味苦辛、性温，入脾、肝、肾经，有理气血、逐寒湿、温经止血、安胎的功效。《本草纲目》中有"艾叶，温中逐冷除湿"记载，对于虚寒体质而见头痛、月经不调、不孕的人士尤其合适。此汤若艾叶太苦，可适当加少量糖调味。

小贴士

　　最好选用初春艾草的嫩芽，可当菜食用。实热证者请勿过量食用。

艾叶鸡蛋汤

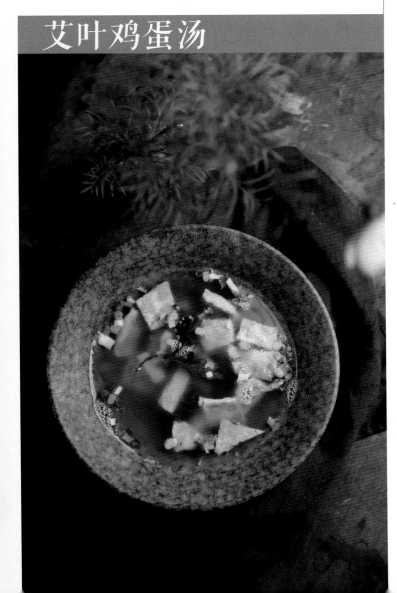

清明時节雨纷纷
路上行人欲断魂

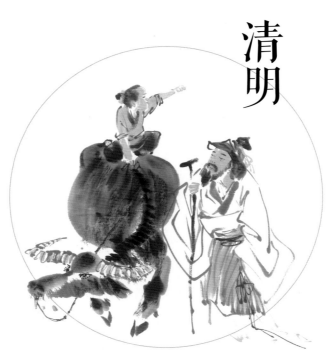

清明

清明在仲春与暮春之交，为春季第五个节气，也是中国传统祭祀节日清明节所在的节气。古人认为，时万物皆洁齐而清明，盖时当气清景明，万物皆显，故名清明。四月清明，春回大地，大自然一派生机勃勃的景象，正是郊游的大好时光，故民间有清明踏青之说。

代表寓意： 思时之敬，万物清明。

节气开端： 每年4月5日前后。

气候特点： 春阳照临，春雨飞洒，时晴时雨，欲暖还寒。

节气养生： 春回大地，天气晴朗之时，可适当增加踏青等户外活动，让身体舒展以感受大自然的生生不息。然而清明时节也正是冷暖交替、欲暖还寒之时，天气变化剧烈，时雨时晴，时冷时热，伴有阴雨绵绵之湿。此时衣着宜渐减而不可顿减也，遵"春捂"之道方得平安。饮食以祛湿为主，伴轻微发散为佳，顺应春季万物"发陈"的趋势，把湿邪散之身外。

推荐食材： 艾叶、香菜、西芹、豆腐、黄酒等。

推荐药膳： 艾叶老鸡汤、香菜西芹豆腐鱼头汤、黄酒鱼等。

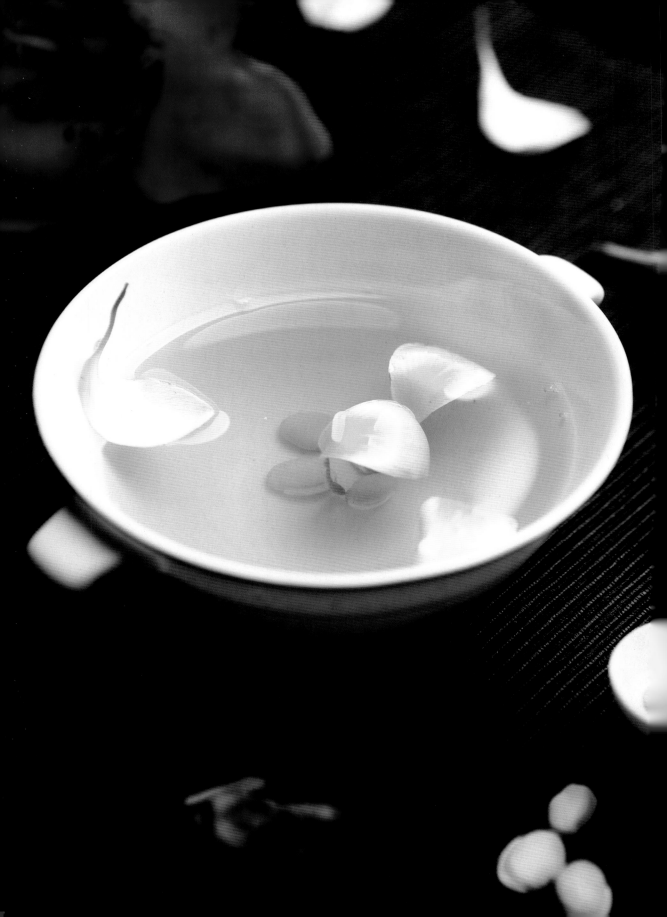

双花茶

健脾祛湿不伤身。

推荐

口味　清甜
分量　2~3人量
厨艺　煲
厨具　砂锅

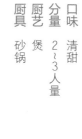

干木棉花

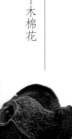

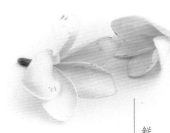

鲜鸡蛋花

食材

干木棉花2~3朵，鲜鸡蛋花10克，炒扁豆30克，红糖少许。

做法

- 砂锅内加入适量清水，大火煮沸。
- 放入干木棉花、鲜鸡蛋花和炒扁豆，转小火再煲30分钟。
- 加少许红糖调味，即可饮用。

专家点评

　　干木棉花及鲜鸡蛋花均能清热利湿，搭配可以健脾化湿利水的炒扁豆，适用于湿热腹泻、口苦口臭、牙龈肿痛、舌苔厚腻的人士。本茶品烹调简单，性质平和，健脾祛湿之余又不至于太过伤阳气，可用于湿热体质者日常调理。

小贴士

　　非湿热体质的人群在湿热的天气也可以保健饮用，每周1~2次即可。阳虚体质人士请勿过量饮用。

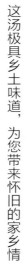

这汤极具乡土味道，为您带来怀旧的家乡情。

口味　清香

分量　2~3人量

厨艺　煎、煲

厨具　煎锅、汤煲

塘葛菜

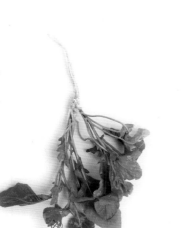

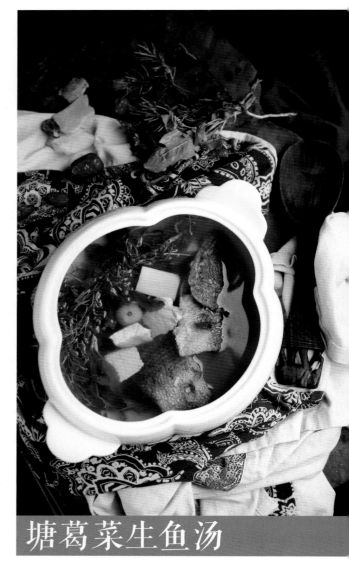

塘葛菜生鱼汤

食材

生鱼1条（约400克），猪瘦肉150克，塘葛菜150克，蜜枣3个，生姜3片，陈皮1瓣，食盐适量。

做法

🥄 塘葛菜和猪瘦肉洗净备用；生鱼宰好洗净，入锅煎香备用。

🥄 汤煲中加入适量清水煮沸后，放入所有材料，转小火煲2小时后调味即可。

专家点评

中医认为，塘葛菜味辛苦、性平，有解表祛痰、利湿解毒等功效。生鱼为淡水鱼类，能祛风治痹、补脾益气、利水消肿。整个膳食可以补脾益胃、利尿解毒，尤其适合水肿、小便不利的人士。

小贴士

瘢痕体质的人士有伤口时不作推荐。

枸杞叶猪肝汤

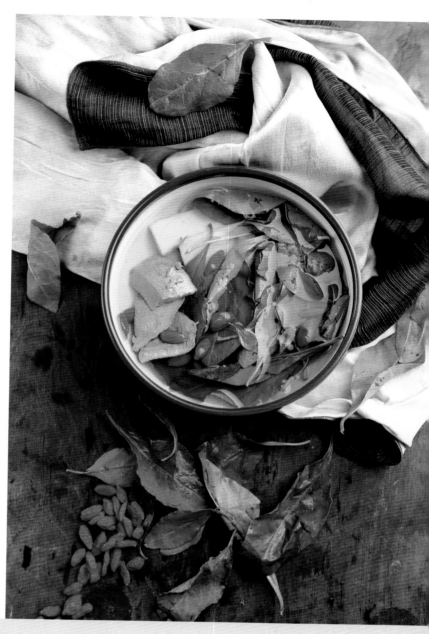

推荐

补肝明目，缓解视疲劳。

口味　清香

分量　2~3人量

厨艺　煲

厨具　砂锅

食材

枸杞叶250克，枸杞子20克，猪肝100克，生姜3片，生粉、食盐、胡椒粉、砂糖、花生油适量。

做法

- 猪肝洗净切块，用生粉、食盐、胡椒粉、砂糖腌制。枸杞叶洗净备用。
- 锅内加入适量清水和生姜，煮开后加入少许花生油，再放入枸杞叶和枸杞子，煮2~3分钟后，入猪肝小火浸熟，调味食用。

专家点评

　　猪肝味甘苦、性温，有补肝、明目、养血的功效。枸杞叶味甘苦、性凉，能补虚益精、清热止渴、祛风明目、生津补肝。枸杞子味甘、性平，能补血养肝明目。以上三种食材均能养肝明目，搭配温中和胃的生姜，尤其适合经常熬夜、长期在电脑前工作而见眼睛干涩、视力下降的人士食用。

小贴士

　　猪肝的胆固醇、嘌呤较高，高血脂、高尿酸的人士请勿多吃。

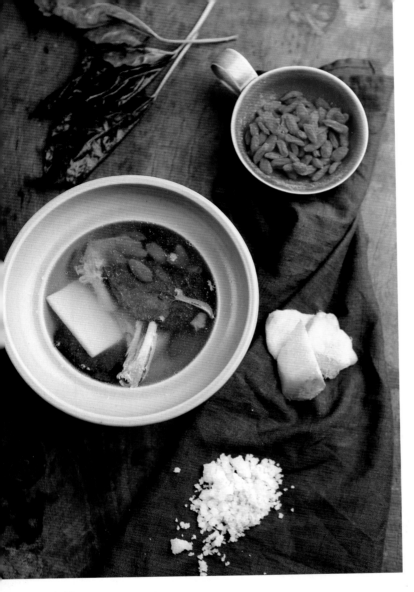

鸡汤桑叶

推荐

疏肝又明目，紧张
头痛远离您。

口味　清甜
分量　2~3人量
厨艺　煲
厨具　汤煲

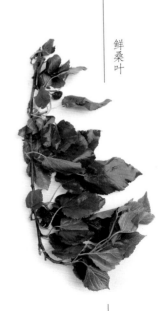

鲜桑叶

食材

鸡骨架1只，鲜桑叶250克，枸杞子15克，生姜5片，食盐适量。

做法

- 汤煲里加入适量清水，煮沸，放入鸡骨架及生姜，煮上1小时熬成鸡汤。
- 把鸡骨架捞出，放入鲜桑叶、枸杞子煮2~3分钟，调味即可。

专家点评

　　鲜桑叶性寒、味甘，具有疏散风热、清肺润燥、平肝明目、解郁的功效。鸡骨架相对于鸡肉来说，脂肪含量更少，更加健康，而且口感清而不腻。本膳食鲜甜美味，对于遇事精神紧张，或经前头痛、失眠的女士尤为适合。

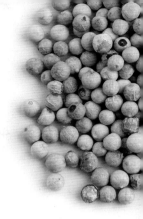

胡椒

香菜西芹豆腐鱼头汤

适合春季转夏季就容易上火、头痛、咽痛的人士。

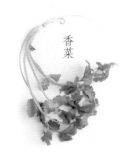

香菜

口味　香甜

分量　2~3人量

厨艺　煎、煮

厨具　煎锅

食材

大鱼头1个（约300克），香菜50克，西芹50克，豆腐1块，生姜3片，花生油、食盐、胡椒粉适量。

做法

- 大鱼头洗净切半，香菜、西芹洗净切段，豆腐洗净切块。
- 锅中加入花生油和生姜，将鱼头两面煎至金黄色，再加入开水，煮汤至乳白色。
- 加入西芹及豆腐，煮10分钟。最后放入香菜、胡椒粉，调味即可。

专家点评

春夏季节转换，自然界阳气日益隆盛，人体内阳气也随之升发。若收敛之气不足则容易上火。此时不宜用过于寒凉之物折煞阳气，故此处选用能泻火解毒、生津润燥、和中益气的豆腐，加上清热疏肝的西芹，搭配温性的香菜和生姜，中和豆腐和西芹的凉性。此膳食泻火疏肝之余，也不至于过于寒凉。

小贴士

脾胃虚寒者可以少加豆腐，多加生姜。

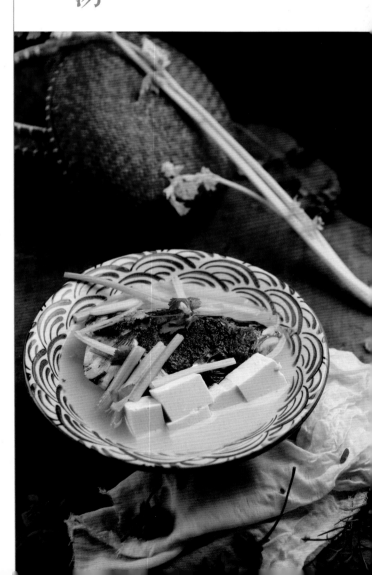

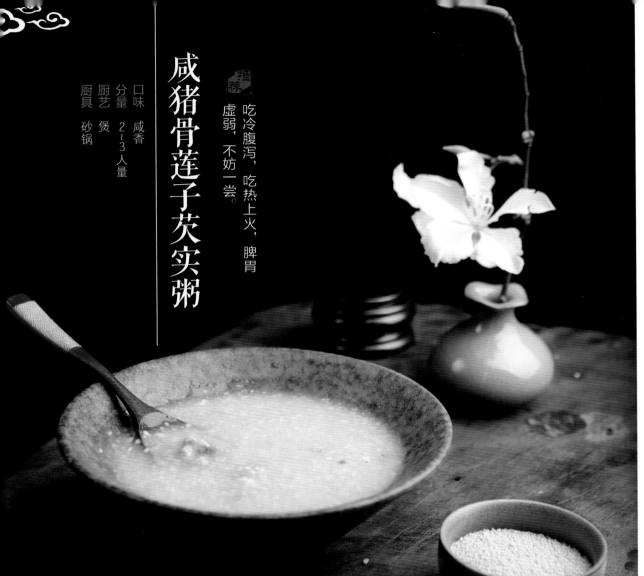

咸猪骨莲子芡实粥

吃冷腹泻，吃热上火，脾胃虚弱，不妨一尝。

口味　咸香
分量　2~3人量
厨艺　煲
厨具　砂锅

食材

猪骨500克（排骨和小腿骨较佳，或直接购买咸猪骨），莲子50克，芡实和小米各100克，食盐适量。

做法

- 猪骨焯水后用盐腌制1天(放冰箱中)，再清洗备用。
- 锅内加入适量清水，煮沸后把小米、莲子、芡实及猪骨一同放入，煮1小时即可。

专家点评

中医认为，猪骨有养血健骨的功效。用盐腌制后，因咸味入肾，属水，能降气下火。搭配健脾养心、益气健脾祛湿的芡实，养胃的小米，整个粥既降火祛湿，又健脾养胃、养心安神。尤其适合脾胃虚弱而又容易上火，见烦躁失眠、牙龈肿痛、口苦口臭、消化不良等表现的人士。

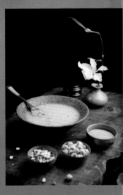

陈皮绿豆煲老鸽

 靓汤中的"战痘机"。

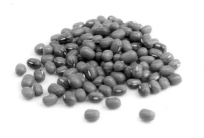

绿豆

厨具 汤煲

厨艺 煲

分量 2~3人量

口味 清香

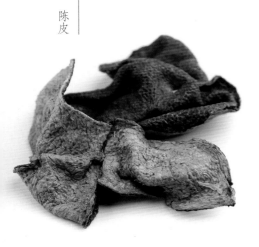

陈皮

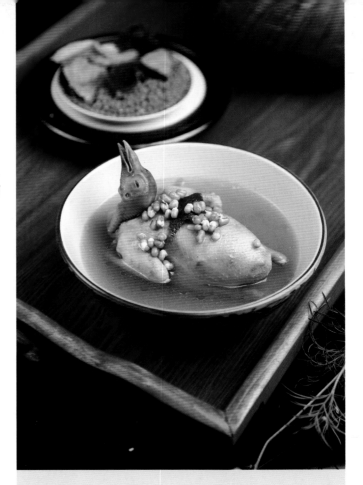

食材

老鸽1只,绿豆75克,陈皮1~2瓣,生姜30克,食盐适量。

做法

- 老鸽斩件、洗净、焯水。绿豆洗净,用清水浸泡2小时备用。
- 汤煲内加入适量清水,煮沸后放入上述食材。
- 再次煮沸后改小火煮1.5小时,调味即可。

专家点评

中医认为,鸽肉味咸、性平,归肺经,具有滋阴补气、祛风解毒的功效,对疮毒有良好效果。搭配清热解毒的绿豆、理气化湿的陈皮、温中和胃的生姜,寒热并用,整个汤膳性质平和,对于反复皮肤痤疮、瘙痒的人士最为合适。

小贴士

陈皮最好选择5年以上的品种,理气化湿的效果更好。

黄花菜蒸排骨

忘忧忘忧，吃了无忧。

口味　鲜香
分量　2~3人量
厨艺　蒸
厨具　蒸锅

食材

黄花菜（干品）50克，排骨300克，红枣3~5个，枸杞子、生姜、大蒜、花生油、食盐、生抽适量。

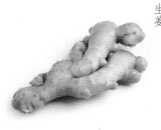

生姜

做法

- 黄花菜泡发30分钟后焯水备用。红枣去核切丝，生姜、大蒜剁蓉备用。排骨洗净沥干，加入花生油、食盐、生抽、姜蒜蓉腌制30分钟。
- 黄花菜上碟，铺上排骨、枸杞子、红枣丝，隔水蒸10分钟即可食用。

专家点评

　　黄花菜色泽金黄，香味浓郁，食之清香、鲜嫩、爽滑，被视作"席上珍品"。中医认为，黄花菜性平、味甘、微苦，具有宽胸除烦、平肝养血、清热利湿的功效，因而又称为"忘忧草"。搭配枸杞子、红枣与排骨，整个菜色营养美味，尤其适合气郁体质而见情绪低落、食欲不佳、焦虑失眠、经前乳房胀痛的人群。

小贴士

　　若选用鲜黄花菜，需要焯水，然后浸泡2小时以上，再清洗干净。

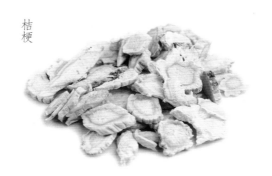

桔梗

食材

人参须30克，北芪30克，红枣6个（去核），桔梗5克，生姜3片，矿泉水或天然泉水800毫升，鸡1只（750克），食盐适量。

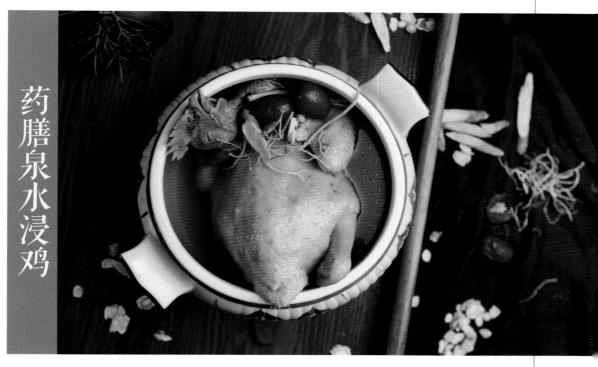

药膳泉水浸鸡

做法

- 鸡去内脏、洗净，焯水备用。
- 把矿泉水或天然泉水加入锅中煮沸，再放入人参须、北芪、红枣、桔梗、生姜煮40分钟。
- 最后把鸡放入锅内，小火浸煮10分钟，待鸡肉熟透，斩件、调味即可。

专家点评

　　人参须味甘苦、性平，能益气生津止渴。北芪味甘、性微温，能益气固表。搭配补血佳品红枣和温中和胃的生姜，整个汤底甘甜可口。再加上蕴含丰富矿物质的泉水，用浸煮的方式烹饪，使鸡肉更为嫩滑。特别适合气血不足而见面色苍白、手足不温、心悸心慌、月经色淡量少的人士。

小贴士

　　实热体质人群请勿过量食用。

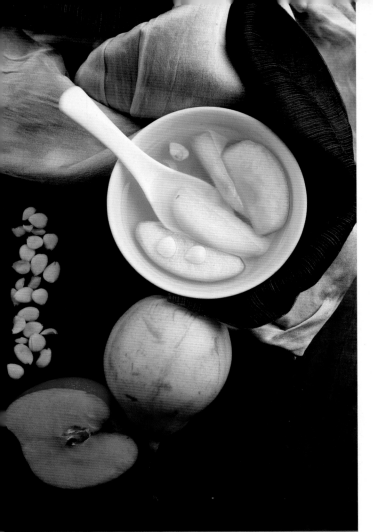

苹果雪梨杏仁生姜汤

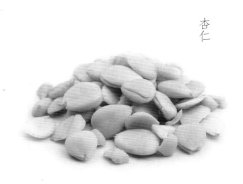

杏仁

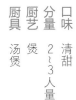

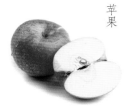

苹果

食材

苹果和雪梨各2个，南北杏各10克，生姜数片。

做法

☙ 苹果、雪梨洗净去芯切块；生姜切片；南北杏去皮、去尖。

☙ 汤煲内加入适量清水，煮沸后放入上述食材，转小火熬煮1小时即可。

专家点评

　　中医认为苹果、雪梨味甘酸、性凉，均有益胃生津的作用。雪梨还能清肺化痰。对于反复咳嗽者常两者同用。搭配止咳平喘、润肠通便的杏仁，以及开宣肺气、温化痰饮的生姜，使整个膳食滋润止咳效果明显。

小贴士

　　易上火和便秘的人士可以让汤冷却后加点蜂蜜。杏仁尖和杏仁皮的毒素（苦杏仁苷和苦杏仁苷酶）含量稍高，为确保安全可去皮尖，方法是用开水浸泡几分钟，取出后从尖端开始剥皮即可。

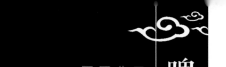

啤酒鱼腩

口味　鲜香
分量　2~3人量
厨艺　煮
厨具　炒锅

食材

鱼腩1块（约300克），啤酒400毫升，香茅10克，生姜30克，胡椒粉、花生油、食盐适量。

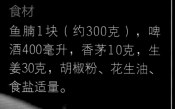

做法

- 鱼腩洗净，加入切碎的香茅、胡椒粉、食盐、啤酒浸泡3小时后捞起。
- 把带有香料的啤酒煮开，再入鱼腩煮熟上碟。
- 生姜剁蓉加花生油爆香，浇在鱼腩上即可食用。

专家点评

　　鱼腩肉味甘、性温，蛋白质丰富而易消化，是老少咸宜的食材。啤酒是由发芽大麦酿造而成，有"液体面包"之称，所含的酶能使肉类的蛋白质分解，保持肉的鲜嫩度。搭配香茅的清新香气以及胡椒粉、生姜的辛香开胃，尤其适合春天不欲饮食的人食用。

小贴士

　　酒精过敏者慎食，湿热体质的人士请勿过量食用。

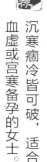

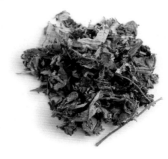

干艾叶

沉寒痼冷皆可破，适合产后血虚或宫寒备孕的女士。

口味　香甜
分量　3人量
厨艺　煲
厨具　汤煲

艾叶老鸡汤

食材

鲜艾叶100克或干艾叶50克，老鸡半只（500克），生姜5片，红枣3个，蜜枣2个，食盐适量。

做法

- 老鸡焯水备用。
- 艾叶洗净，加适量清水煮开，30分钟后捞起艾叶，留汤备用。
- 把艾汤、老鸡及生姜、红枣、蜜枣放入汤煲内，煲1.5小时，调味即可。

专家点评

　　气血虚寒的人士，尤其是产后或经期女性往往容易被寒邪乘虚而入，从而出现经期下腹痛、头痛、手脚不温、容易感冒等问题。艾叶有温经散寒的功效，搭配能补益气血的老鸡，攻补兼施，对于气虚、血虚体质而见上述症状的人群尤其合适。

小贴士

　　湿热体质的人士请勿过量食用。

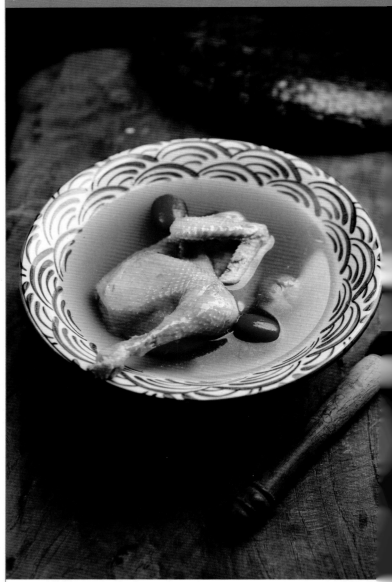

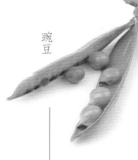

豌豆

推荐

黄橙绿，来一碗，颜色鲜艳
惹人爱，通便效果人人夸。

口味　清甜
分量　2~3人量
厨艺　煮
厨具　煮锅

南瓜

食材
南瓜250克，玉米粒和豌豆各150克，生姜50克，鸡蛋2个，胡椒粉、食盐适量。

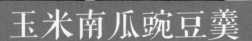

玉米南瓜豌豆羹

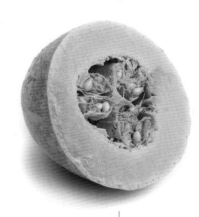

做法

🥄 鸡蛋打成蛋液备用；南瓜切成细小方块。

🥄 锅里加入适量清水，先把南瓜煮熟，再加入豌豆、玉米粒、生姜同煮。

🥄 最后加入蛋液做成羹，放入胡椒粉及盐调味。

专家点评

　　南瓜益气通便，玉米调中开胃，豌豆和中下气，此三者性味平和又能辅助下气通便，是一款不错的清肠胃家常菜肴。再加上生姜、胡椒粉调味，能辅助起到温中和胃的作用。尤其适合见腹胀、便秘、食积以及需要控制体重的人士。

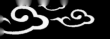

黄酒鱼

黄酒黄糖齐上阵，添加红枣与生姜，补中有通效当真，气色红润喜人爱。

口味　鲜香
分量　2~3人量
厨艺　煎、焖
厨具　煎锅

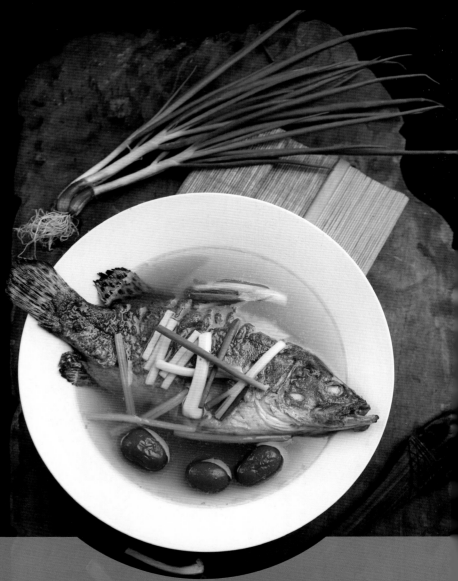

食材
桂花鱼1条，黄酒300毫升，
红枣4~5个（去核），黄糖、
生姜片、葱段、花生油适量。

做法

- 先将黄酒、黄糖、红枣、生姜片、葱段一并放入锅内熬汁10分钟。另起锅放油及姜片把鱼煎熟。
- 把鱼放入黄酒汁中继续熬，待汁液被鱼肉吸干即可。

专家点评

　　黄糖性温、味甘，具有益气补血、健脾暖胃、缓中止痛、活血化瘀的作用。黄酒性温、气味苦甘辛，有通经活络、活血祛寒的功效，能加强血液循环、促进新陈代谢。两者搭配，加上温中健脾养血的红枣、生姜，能起到健脾养胃、温中散寒的作用，尤其适合气血不足而见面色苍白、手足麻木的人士。

小贴士

　　喜欢吃鸡肉等的可将鱼换成鸡肉或排骨。

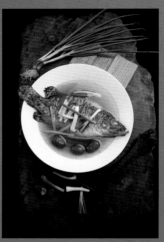

香菇花生核桃煲鸡脚

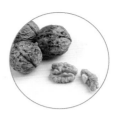

核桃

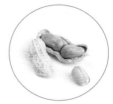

花生

推荐

经济实惠，养颜美肤。

口味　香浓
分量　2~3人量
厨艺　煲
厨具　汤煲

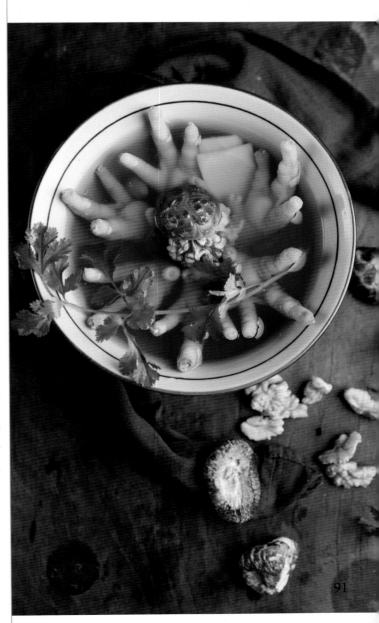

食材

香菇6个，花生和核桃肉各50克，生姜3片，鸡脚10只，食盐适量。

做法

- 上述食材洗净；鸡脚焯水。
- 加入适量开水到汤煲内，煮沸后放入所有食材，煮1.5小时，调味即可。

专家点评

　　花生味甘、性平，能健脾养胃、润肺化痰，搭配能补肾益肺、润肠通便的核桃，肺与大肠都能得到滋润。肺主皮毛，故润肺也能使肌肤更光泽动人。加上香菇、鸡脚，整个汤色香味俱全，非常适合喜欢保健护肤的爱美人士。

小贴士

　　建议选择干香菇，味道更清香。

春雷滚滚雨潇潇
戴笠弯腰插稻苗

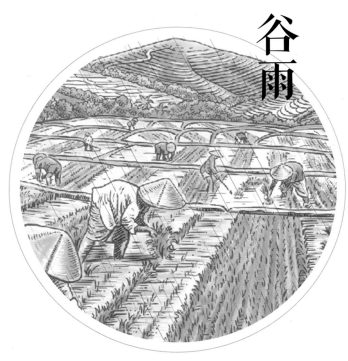

谷雨

谷雨为春季的最后一个节气。古人认为，三月中，言雨生百谷，清净明洁也，故名谷雨。谷雨节气的到来，意味着大规模的寒潮逐渐减少，气温回升加快，雨水增多，谷类农作物生长也越来越旺盛。

代表寓意：谷物茁壮成长。

节气开端：每年4月20日前后。

气候特点：气温忽高忽低，降水增多。

节气养生：谷雨冷热交替，降水增多，湿气渐重，预防湿热和寒湿是养生的关键。多在白天进行户外活动，按摩足三里等穴位保健。保持心情舒畅，肝气调达、脾胃健旺则有助于祛湿。饮食以养肝护肝、健脾祛湿为主，为应对入夏的闷热潮湿做好准备。

推荐食材：山楂、桂圆肉、红枣、粉葛、香菇、木耳、黑豆等。

推荐药膳：养肝茶、粉葛煲猪脊骨、香菇木耳清脂汤等。

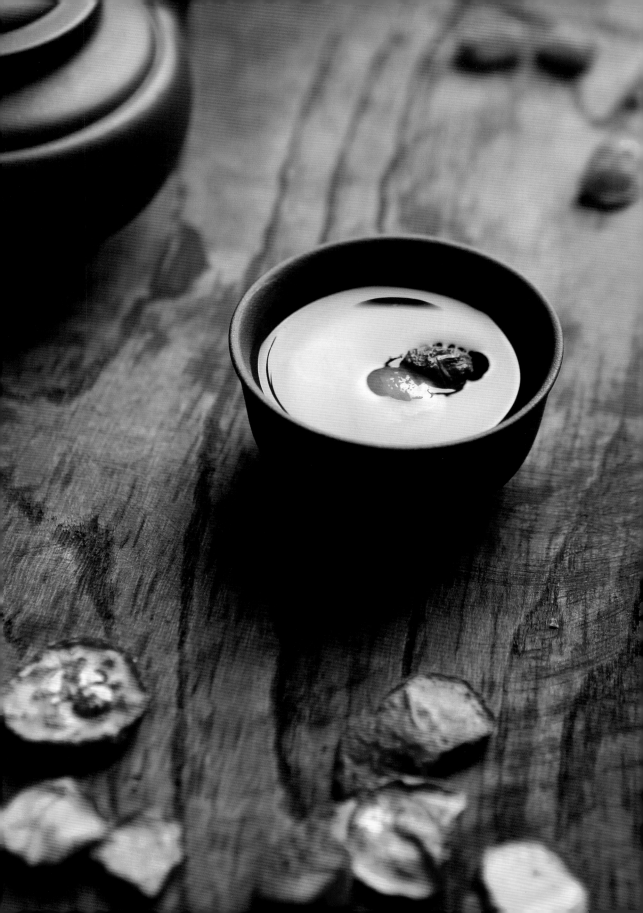

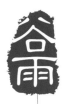

养肝茶

压力山大？泡壶茶放轻松吧。

口味　酸甜
分量　2~3人量
厨艺　泡
厨具　茶壶

山楂

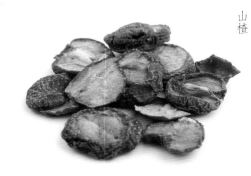

红枣

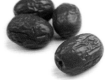

桂圆肉

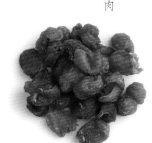

食材

山楂和桂圆肉各15克，红枣3个（去核）。

做法

🍵 食材洗净，放入茶壶中，用开水浸泡10分钟即可。

专家点评

　　肝为藏血之脏，肝血瘀与肝血虚都会影响人的情绪与睡眠。山楂味甘、性微温酸，入脾、胃、肝经，能消食健胃、活血化瘀。搭配补益心脾、养血安神的桂圆肉，益气养血的红枣，三物成茶，能养肝血、祛瘀滞、安神助眠，对于长期熬夜而肝血不足、眼睛干涩、口干口苦、失眠心烦的人士尤为适合。

小贴士

　　山楂有活血化瘀作用，怀孕早期的女士请勿服用。

95

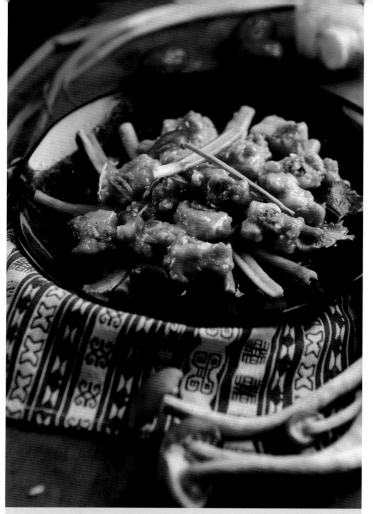

茶树菇蒸排骨

 家常菜品中调控血压、血脂的高手。

口味　清香
分量　2～3人量
厨艺　蒸
厨具　蒸锅

茶树菇

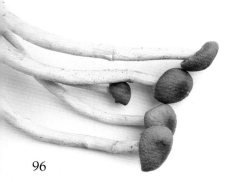

食材

茶树菇50克，排骨300克，红枣3个（去核），生姜3片，生粉、花生油、食盐适量。

做法

 排骨洗净，用生粉、花生油、食盐腌制30分钟。

🍲 茶树菇泡发、洗净，放于碟上，再放上排骨。红枣及生姜切丝铺于排骨上，隔水蒸12分钟即可。

专家点评

　　茶树菇营养丰富、香气独特，而且清脆爽口、味道鲜美，是菇中珍品。中医认为茶树菇性平、甘温，有利尿渗湿、平肝健脾的作用，对于调控血压和血脂有一定的作用。

小贴士

　　茶树菇选用干品或鲜品均可。

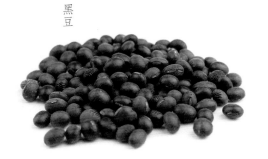

黑豆

香菇木耳清脂汤

食材

干香菇15个，干木耳10g，黑豆50克，玉竹20g，红枣3~5个（去核），生姜片、食盐适量。

做法

- 黑豆提前浸泡。干香菇泡发后去根蒂，切丝。干木耳泡发后与红枣切丝备用。
- 把干香菇根蒂、黑豆、玉竹放入汤煲中，加水熬汤。
- 熬制约1小时后放入香菇丝、木耳丝、红枣丝和生姜片，再煮20分钟，调味即可食用。

专家点评

玉竹味甘、性平，具有清热润燥、养阴生津的作用。黑豆味甘、性平，能健脾益肾。搭配健脾胃、益气血的香菇，降脂祛斑的木耳，温中健脾、益气养血的生姜、大枣，味道鲜美，是一道能健脾肾、养气血的素食。

小贴士

高尿酸的朋友可以少放或不放黑豆。香菇、木耳、玉竹应先焯水处理。

酒肉穿肠过，烦恼胃中留，早晚口中苦，养胃去酒湿。

口味　清甜

分量　2～3人量

厨艺　炖

厨具　炖盅

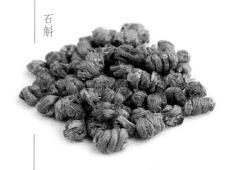

石斛

石斛陈皮炖乳鸽

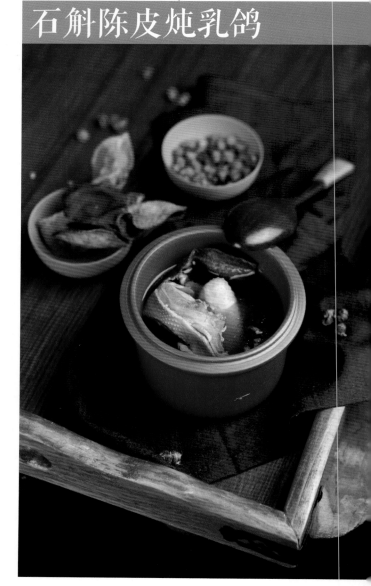

食材

乳鸽1只，石斛15～20克，生姜5片，陈皮1瓣，食盐适量。

做法

- 陈皮洗净用温水泡5分钟备用。将乳鸽斩件后洗净，焯水备用。
- 把石斛、乳鸽、生姜、陈皮放入炖盅内，倒入开水，隔水炖1.5小时，调味即可食用。

专家点评

　　乳鸽肉味咸、性平，能滋补肝肾、补益气血、祛风解毒。搭配味甘、性微寒，能滋阴清热、润肺养胃的石斛，温中和胃的生姜，行气健脾的陈皮，整个膳食补而不腻，特别适合需要应酬、长期饮酒、抽烟及容易上火而见口苦口干、双眼干涩、潮热盗汗的人士。

人参叶煲水鸭

甘苦回味，止咳良方。

口味　清鲜
分量　2~3人量
厨艺　煲
厨具　汤煲

人参叶

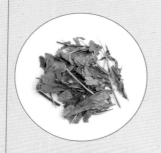

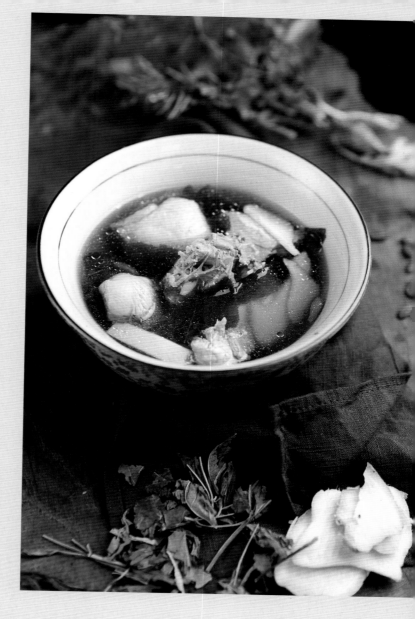

食材

人参叶50克，水鸭半只，生姜3片，
陈皮1瓣，枸杞子、食盐适量。

做法

🥢 人参叶洗净，水鸭斩件、洗净，焯水备用。
🥢 汤煲内加入适量清水，煮沸后放入所有食材，小火煲1.5小时，调味即可。

专家点评

　　人参叶性寒、味苦甘，据《本草纲目拾遗》记载，具有"清肺，生津，止渴"的功效。生姜温中散寒，陈皮健脾而调和了人参叶和水鸭的寒性，清补效果非常好，是气阴两虚人士的进补佳品。尤其适合容易疲劳气短、口干舌燥、潮热盗汗、易感冒干咳的人士。

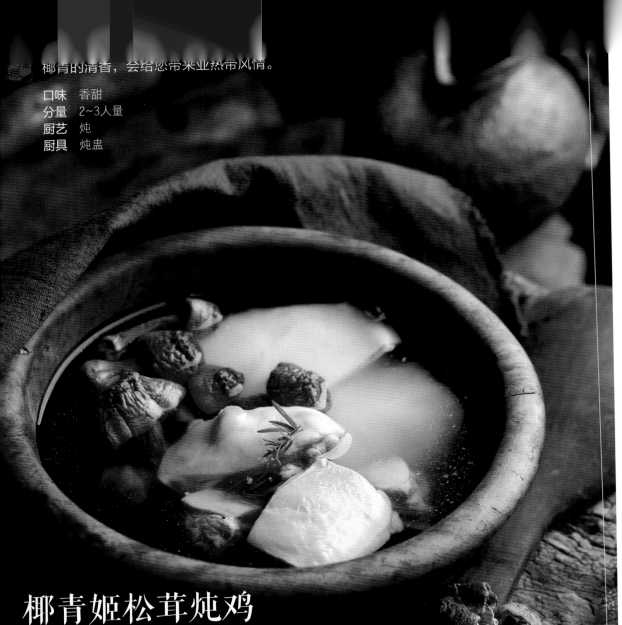

椰青的清香，会给您带来业热带风情。

口味	香甜
分量	2~3人量
厨艺	炖
厨具	炖盅

椰青姬松茸炖鸡

食材

椰青1个，姬松茸30克，鸡1只（750克），生姜3片，食盐适量。

做法

🥢 椰青水倒出备用，椰青起肉、切块；姬松茸热水泡发；鸡斩件洗净。

🥢 将全部食材放入炖盅内，加入椰青水及适量开水，隔水炖2小时，调味即可。

专家点评

姬松茸又名巴西蘑菇，是一种夏秋生长的腐生菌，生活在高温、多湿、通风的环境中，具杏仁香味，口感脆嫩。椰青是生津解渴的天然果品，其中含有的椰子油是一种含中链脂肪酸最多的植物油，供应能量快，能为您迅速带来活力。

小贴士

喜欢吃猪肉的，可以将鸡换成猪瘦肉或排骨。

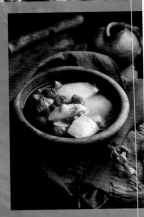

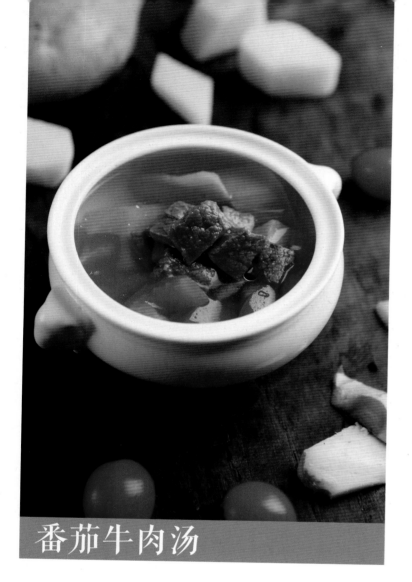

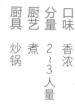

经典的营养搭配，
补铁补血增强体质。

口味　香浓
分量　2~3人量
厨艺　煮
厨具　炒锅

马铃薯

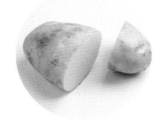

番茄牛肉汤

食材

牛肉250克，番茄2个，马铃薯50克，生姜15克，橄榄油、食盐适量。

做法

☙ 马铃薯和番茄切块，牛肉切粒备用。

☙ 锅内加入橄榄油炒香马铃薯，再把番茄、生姜加入锅内一同翻炒，至番茄变软。

☙ 然后加入适量清水，大火烧开。最后加入牛肉煮2~3分钟，调味即可。

专家点评

　　牛肉蛋白质含量高而脂肪含量低，对增长肌肉特别有效，而且富含血红素铁，补铁效果出众，是补铁补血、增强体质的良好食材。番茄煮熟，其中抗氧成分番茄红素能更好地被人体吸收，而且番茄搭配牛肉，味道鲜美，口味酸甜之余还能很好地促进食欲。尤其适合生长发育期的青少年，体质虚弱或贫血的人士食用。

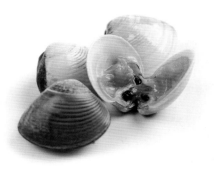

白贝

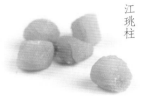

江珧柱

口味　鲜香

分量　2~3人量

厨艺　蒸

厨具　蒸锅

 鲜滑可口家常菜，老少咸宜保平安。

白贝珧柱蒸水蛋

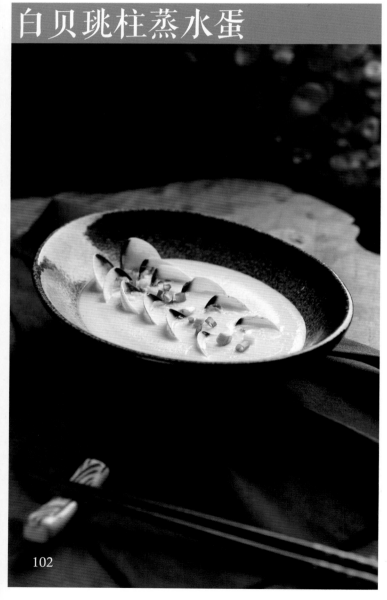

食材

白贝500克，江珧柱30~50克，鸡蛋3个，食盐、花生油、生抽、麻油、葱花、胡椒粉适量。

做法

- 白贝洗净备用；江珧柱温水浸泡1小时后撕碎备用。
- 将鸡蛋打成蛋液，然后加入江珧柱和水（蛋与水的比例为1：1）、花生油、食盐、胡椒粉并充分搅拌，最后放入白贝。
- 入锅蒸5~8分钟后取出，淋上生抽、麻油及葱花便可。

专家点评

　　鸡蛋味甘、性平，能滋阴润燥、养血健脑。白贝清热利水，搭配温中和胃的胡椒粉，整个膳食味道鲜甜之余易于消化，尤其适合老人与小孩食用。

小贴士

　　过敏体质者请勿食用。

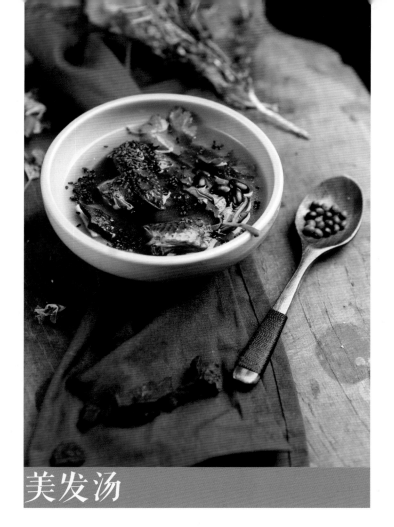

美发汤

白发最愁人，老少皆当慎，美发有法宝，当以此方珍。

口味　香浓
分量　2~3人量
厨艺　煲
厨具　炒锅、汤煲

何首乌

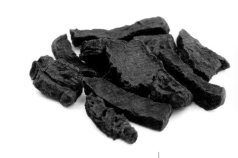

食材

何首乌和黑芝麻各30克，桑叶20克，黑豆50克，生姜3片，乌鸡半只（500克），食盐、香菜适量。

做法

- 乌鸡洗净焯水。黑豆放入铁锅，无须加油，炒至豆衣裂开，再用清水洗净。
- 汤煲内加入清水煮沸，放入何首乌、黑豆、桑叶、黑芝麻，小火煮45分钟。
- 捞起汤渣，放入乌鸡、生姜，用小火将鸡浸熟，放香菜，调味即可。

专家点评

中医认为"发为血之余""发为肾之华"，养发离不开养肝肾。乌骨鸡能养血益肾、补虚劳羸弱，对于产妇及一些虚损的疾病都有良好疗效。黑芝麻是药食两用的食材，能补肝肾、滋五脏、益精血、润肠燥，是滋补圣品。黑芝麻搭配桑叶，即明代《摄生秘剖》所记载的扶桑至宝丹，能治"久病尪羸，颜衰发白"。再加上补肝肾、养血乌发的何首乌以及补益肝肾的黑豆，整个膳食生发乌发功效佳。

小贴士

易腹泻的阳虚体质人群请勿过量食用。

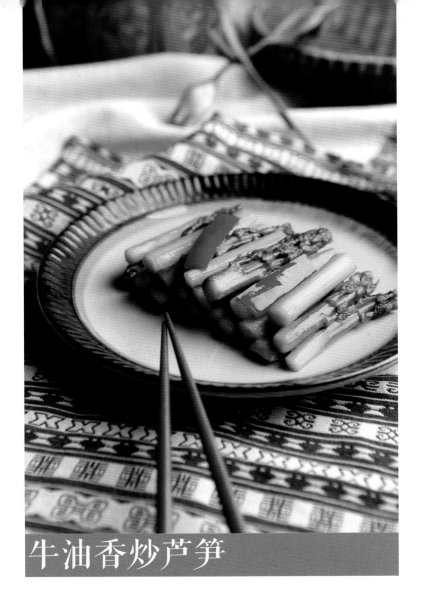

芦笋

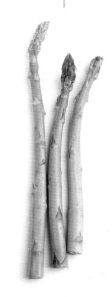

牛油香炒芦笋

食材
芦笋500克（细小、嫩者最佳），牛油、红菜椒、食盐适量。

做法
- 将芦笋根部及皮削掉，切段、焯水。
- 锅内加入牛油，再放入芦笋、红菜椒炒熟，调味即可。

专家点评
　　芦笋性凉、味甘苦，能润肺镇咳、祛痰、清热利尿。现代医学研究发现，芦笋含有丰富的芦丁能阻止癌细胞分裂与生长，故芦笋在国际市场上享有"蔬菜之王"的美称。芦笋用牛油炒香，营养丰富之余，味道鲜美，是老少咸宜的膳食，可预防肿瘤。

艾叶红枣鸡蛋茶

温经养血祛寒，是抵御「寒宫」的秘籍。

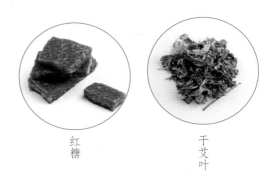

口味　香甜微苦
分量　1~3人量
厨艺　煮
厨具　砂锅

红糖

干艾叶

食材

鲜艾叶120克（或干艾叶30~50克），红枣10个，鸡蛋1~2个，红糖适量。

做法

- 艾叶、红枣（去核）洗净。
- 锅内加入适量清水煮沸，放入艾叶、红枣、带壳鸡蛋，煮10分钟。
- 把鸡蛋取出去壳，再放回锅内煮15分钟，最后加红糖调味。

专家点评

艾叶味苦辛、性温，有理气血、逐寒湿、温经络的功效。搭配红枣和鸡蛋，能益气养血，行血气、祛寒湿，特别适合四肢不温、痛经的女士食用。

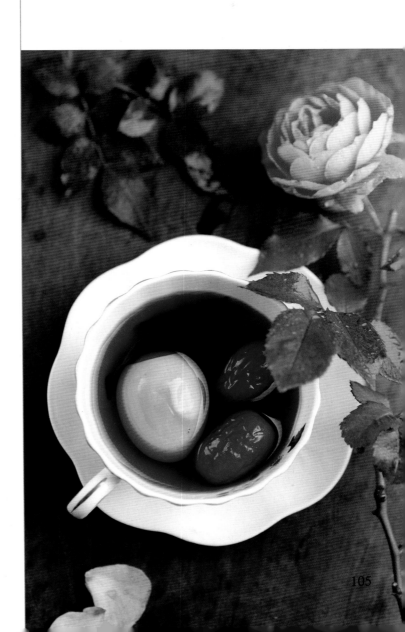

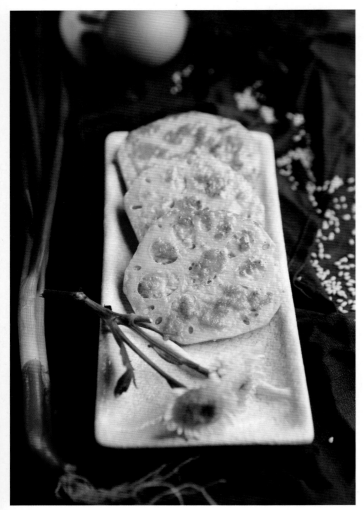

莲藕盒子

 健脾开胃消食佳品。

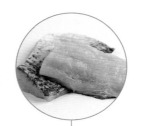

口味　清香
分量　2～3人量
厨艺　煎
厨具　煎锅

鱼肉

莲藕

食材

莲藕1节，鱼肉250克，鸡蛋1个，芝麻、葱、胡椒粉、生粉、食盐、花生油适量。

做法

- 鱼肉剁碎，加入芝麻、葱、胡椒粉、生粉、花生油、食盐及蛋清，搅拌均匀备用。
- 莲藕洗净刮皮，切成连刀片状，把鱼肉放在两块藕片中间，煎熟即可。

专家点评

　　生莲藕甘寒，但煮熟后性味会变成甘温，有健脾开胃、益血补心、消食止泻之功。而且莲藕的热量比较低，能替代一部分精白米面，可更好控制血糖，是老少咸宜的食品。

小贴士

　　食用时可根据个人口味搭配不同酱料。

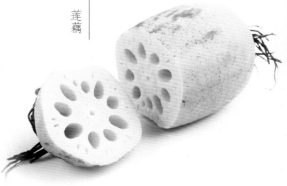

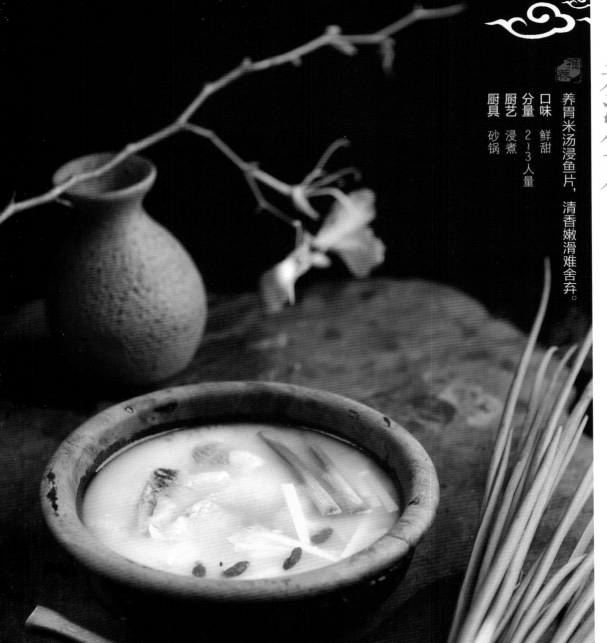

养胃米汤浸鱼片，清香嫩滑难舍弃。

口味　鲜甜

分量　2～3人量

厨艺　浸煮

厨具　砂锅

食材

大米200克，鱼片300克，生姜5片，枸杞子、葱花、生粉、花生油、食盐适量。

做法

大米洗净入锅，加开水煮30分钟至米汤变稠，隔去米渣，留下米汤。

用生粉、花生油、食盐把鱼片腌制10分钟后，把鱼片和生姜放入米汤浸熟撒上枸杞子、葱花、食盐即可。

专家点评

米汤浸鱼片不仅米汤清淡甘香，而且能尽显鱼肉的新鲜和嫩滑。搭配生姜温中和胃，是一款美味健康、能健脾胃、补营养的膳食。尤其适合脾胃虚弱、消化不良的人群。

小贴士

食用鱼片时，可适量蘸芥末、生抽、辣椒酱、姜蓉等配料。

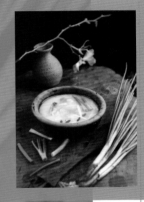

粉葛煲猪脊骨

生津去胃痛，潮湿天气户外工作的人群不妨一试。

口味　清香
分量　2~3人量
厨艺　煲
厨具　汤煲

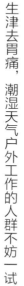

陈皮

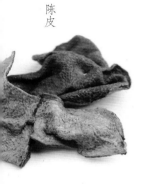

食材
粉葛和猪脊骨各300克，生姜5片、陈皮1瓣，食盐适量。

粉葛

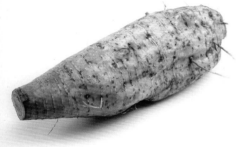

做法
- 猪脊骨斩件、洗净焯水，粉葛切块备用。
- 汤煲内加入适量清水煮沸，放入所有食材，再次煮沸后转小火煮1小时，调味即可。

专家点评
　　粉葛味甘辛、性平，具有解肌退热、生津止渴、升阳止泻的功效。配上能温中解表、止呕的生姜，健脾燥湿、化痰的陈皮，和猪脊骨一起煲汤，汤甜味鲜之余还能健脾祛湿，对感受湿邪而引起呕吐、烦渴、泄泻等不适的人群尤为合适。

山药莲子羹

若想容颜不衰，先补后天之本。

推荐

口味　香甜
分量　2~3人量
厨艺　煮
厨具　砂锅

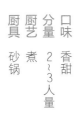
鲜莲子

鲜淮山

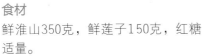

食材
鲜淮山350克，鲜莲子150克，红糖适量。

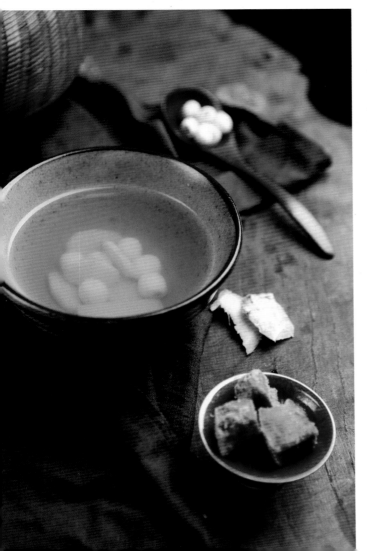

做法
- 鲜淮山洗净切片，鲜莲子去皮、去心。
- 将鲜淮山、鲜莲子放入锅内，加清水煮沸后，调小火煮至烂熟。最后加适量红糖调味即可。

专家点评
　　鲜莲子能补益心脾肾，而鲜淮山则能补虚健脾祛湿，二者一起煮羹，性质平和，各年龄段的人群均可食用。对于心脾肾虚而见面色萎黄、容易疲倦、消化不良、失眠等症状的人群尤为合适。

小贴士
　　加水量可根据个人喜好，喜欢偏于汤的可以多加水，喜欢偏于浓稠的可以煮久一点。实热证而见大便干结的人群不宜食用，糖尿病人群请勿加糖。

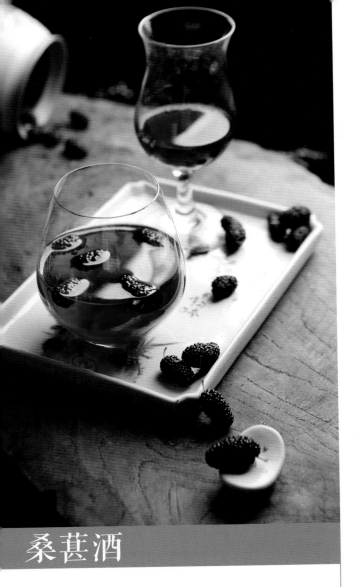

推荐

适合白发早生、腰膝酸痛的人群，
此酒的保健功效堪比葡萄酒。

口味　辛香
分量　多人量
厨艺　浸泡
厨具　酒瓶

桑葚酒

食材

桑葚500克，白酒100毫升，冰糖100克。

做法

- 桑葚洗净，用微波炉低温烘干水分。
- 将桑葚和冰糖放进瓶里，加酒至没过桑葚。密封好瓶口并放置在阴凉通风处，1个月后即可饮用。

专家点评

　　桑葚味甘、性寒，具生津止渴、补肝益肾、滋阴补血、明目安神、黑发等功效。配以白酒浸泡，在滋阴养血润燥的同时，可以温通经络，适合平素肝肾亏虚、气血虚弱而见白发早生、腰膝酸痛的人群饮用。女性尤为合适。

小贴士

　　酒精过敏、糖尿病者慎食。

桑葚

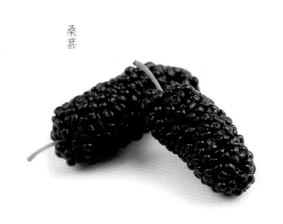

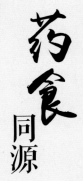

药食同源

　　药食同源，是一句古老相传的格言。中药与食物材料都取自天然，很多都相同或相近；而且中药与食物搭配，都离不开中医的四气（寒热温凉）五味（辛甘酸苦咸）理论。唐代药王孙思邈说，凡养生防病先用食疗，"食疗不愈，然后命（意为使用）药"。由此可见，食物用得好，一样可以抵御疾病。中华饮食文化博大精深，好的食疗方子同时又能做成美食，这岂不是最好最方便的养生方法？

　　杨志敏教授是著名中医师，2003年受邀到香港西医院用中药救治SARS病人，名闻全国。她救治的危重病人无数，然而越因如此，就越重视养生防病。因为无论医术多高明，救回的已病之身都难与原来一样。所以资深的中医无不崇奉经典《黄帝内经》的名言"上工治未病"，乐意积极向人们推介和传播养生知识。

　　人们也许不知道，在古代，只有帝王身边才有御医级别的营养师，例如元朝的掌膳太医忽思慧；只有宫廷才能见到如此高度艺术化的食疗书刊，如流传至今的明代宫廷画师彩绘的《食物本草》。而在知识普及化、养生大众化的今天，杨志敏教授亲自执笔，为大家奉献的这一套"中医食养智慧系列"丛书，既有传统医药养生理论，又结合了现代营养学知识。书中的药膳方，多数来自实践，不少源于岭南民俗，有浓厚的生活气息。食材食料有不同档次，烹饪方式简明易行。它们都是杨志敏教授日常指导病人养生防病的经验心得，利于防病，有益养身。

古今药膳方无数，此书何以只选365首？我想，可能就像中医最早的中药经典《神农本草经》只收录365味中药一样，主要是告诉人们：一年365天，天天可以养生，天天需要养生。当然，读者请不要把这本书当成专家的"每日医嘱"，不必要按日子、按顺序一天天地吃下来。大体上参考季节气候选择即可。应留意的是书中每个药膳后面的"专家点评"和"小贴士"，看看有没有不适合自己体质的情况，然后选择喜欢的菜式或汤式就可以了。

"上工治未病"，这里所说的"治"实际不是只靠医生的，更重要的是人们亲身去实行。现在有了这套"中医食养智慧系列"丛书，大家一起来按图索膳，当好自己的"上工"吧！

岭南医学委员会主任委员

郑洁

2017年5月4日

春季养食